DR. ANDREA FLEMMER

Schilddrüsen-unterfunktion erfolgreich behandeln

Wege aus dem Stimmungstief
So bringen Sie Ihr Gewicht wieder in Balance

humboldt

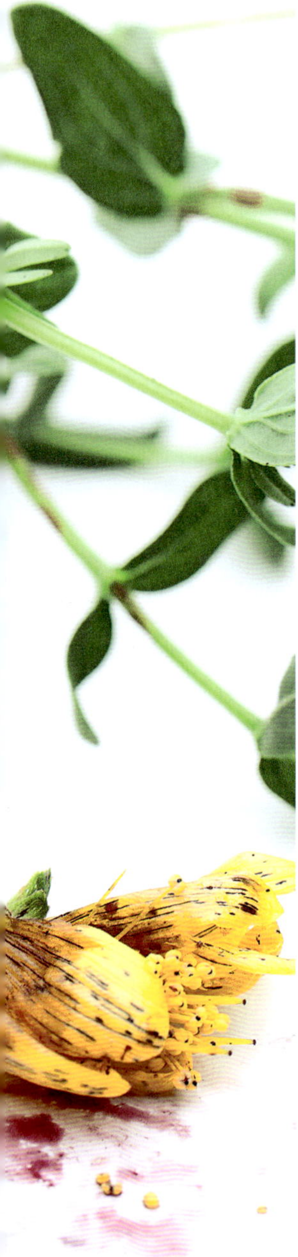

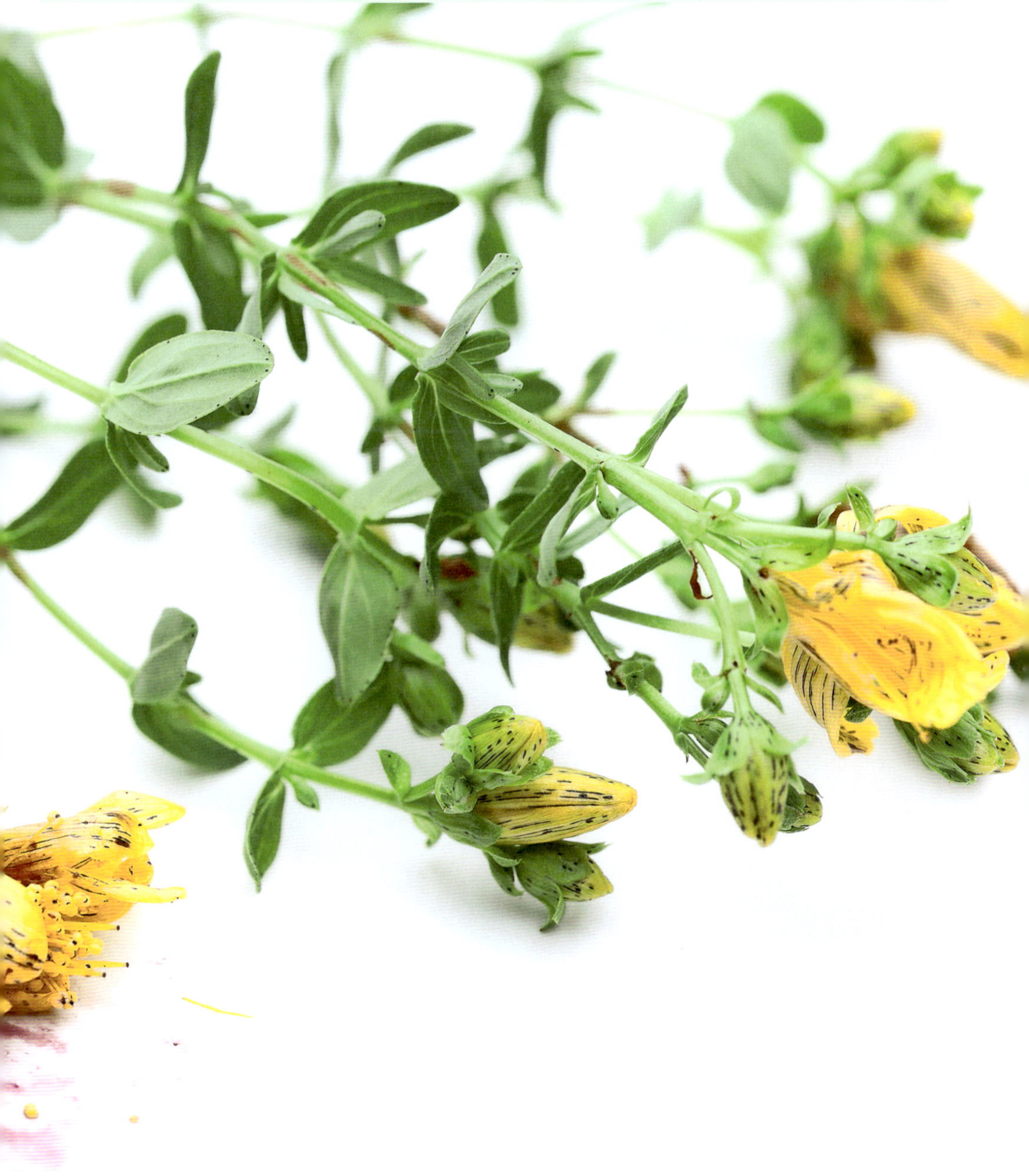

VORWORT

Liebe Leserin, lieber Leser,

Sie haben oft grundlos schlechte Laune, nehmen zu, obwohl Sie nicht mehr essen als sonst, fühlen sich zerschlagen, lustlos und erschöpft. Sie haben Gliederschmerzen und Sie frösteln, obwohl Sie entspannt in der Sonne sitzen. Vielleicht schieben Sie es aufs Wetter, auf den Kreislauf, die Wechseljahre oder die gerade grassierende Grippewelle. Doch es geht nicht vorbei, die Beschwerden sind in ihrer Vielfalt hartnäckig.

Daran kann die Schilddrüse schuld sein! Eine Überfunktion erkennt man in der Regel leicht, bei einer Unterfunktion kann es dauern, bis ein Arzt auf die Diagnose kommt. Die Symptome sind breit gefächert und nicht eindeutig zuzuordnen. Störungen der Schilddrüsen zählen mittlerweile zu den häufigsten Erkrankungen in Deutschland. Die Unterfunktion der Schilddrüse tritt meist zwischen dem 40. und 50. Lebensjahr auf und betrifft deutlich häufiger Frauen als Männer.

Was ist zu tun? Eine gute Hormontherapie ist in den meisten Fällen angezeigt und sehr hilfreich. Doch die Hormone lösen leider nicht alle Probleme. Erschwerend kommt hinzu, dass das Umfeld oft wenig Verständnis für die Beschwerden hat. Wie kann es Ihnen gelingen, trotz der Unterfunktion dauerhaft abzunehmen? Wie können Sie mit den Stimmungsschwankungen bis hin zu Depressionen, mit der Abgeschlagenheit umgehen? Was tun bei Angstattacken?

In diesem Buch bekommen Sie zahlreiche Informationen, die Ihnen dabei helfen, den hormonellen Teufelskreis zu durchbrechen. Sie lernen Ihre Krankheit besser zu verstehen und erfahren, wie Sie nachhaltig abnehmen, gelassener und ausgeglichener werden können. Sie erhalten viele Ernährungstipps und Informationen zu natürlichen Methoden und sanften Therapien, die Sie dabei unterstützen, sich dauerhaft gut zu fühlen.

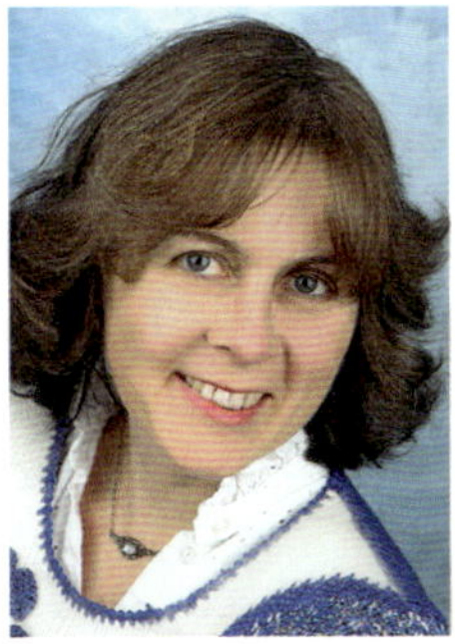

Dies wünscht Ihnen
Ihre

Dr. Andrea Flemmer

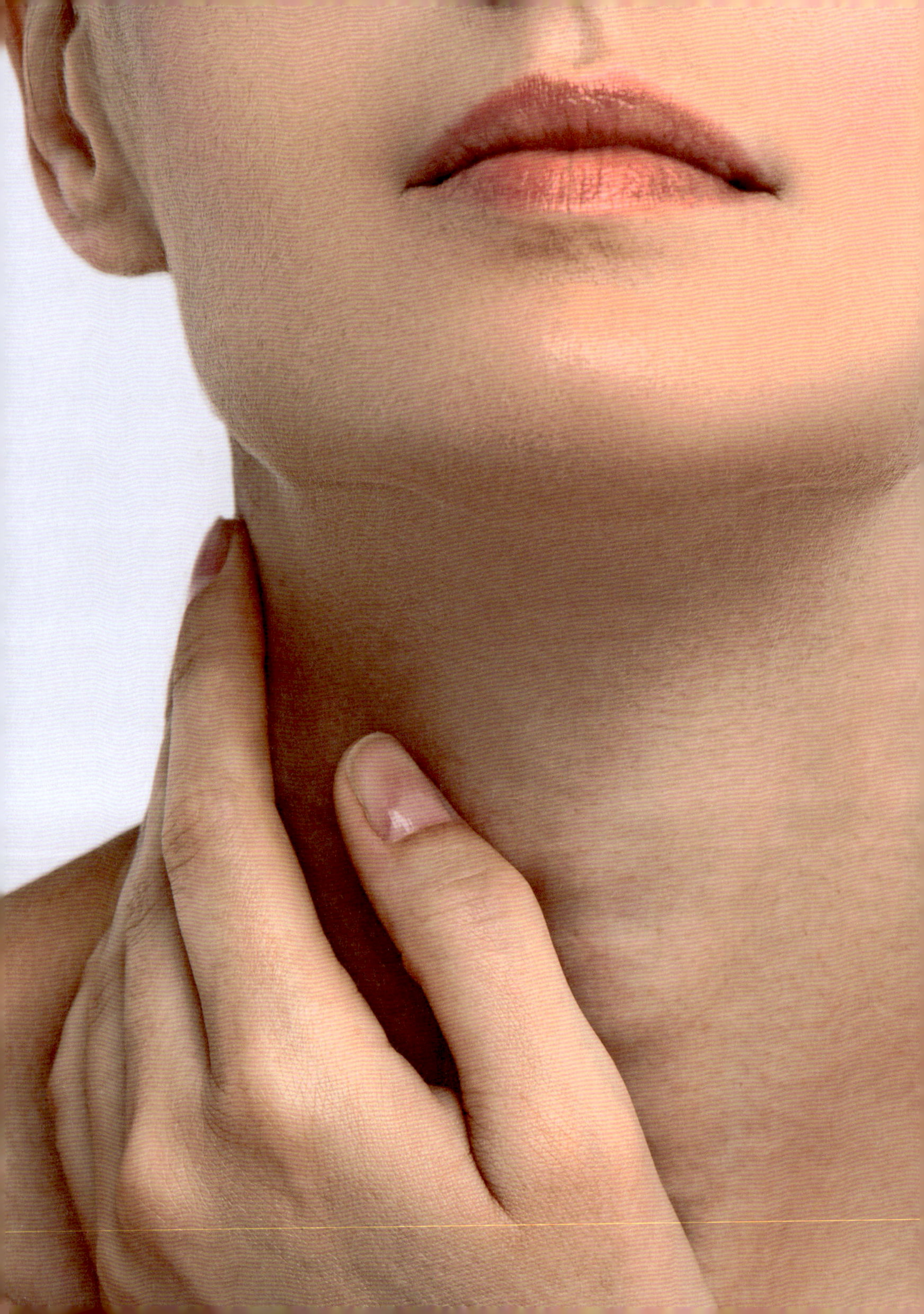

SCHILDDRÜSEN-UNTERFUNKTION – DAS SOLLTEN SIE WISSEN

In diesem ersten Teil des Buches erfahren Sie, wie die Schilddrüse aufgebaut ist, welche Aufgaben sie hat – und wie es dazu kommen kann, dass sie nicht mehr richtig funktioniert. Insbesondere Frauen leiden häufig unter einer Unterfunktion dieser kleinen, aber wichtigen Hormondrüse. Warum das so ist und was der Arzt dazu sagt, können Sie hier nachlesen.

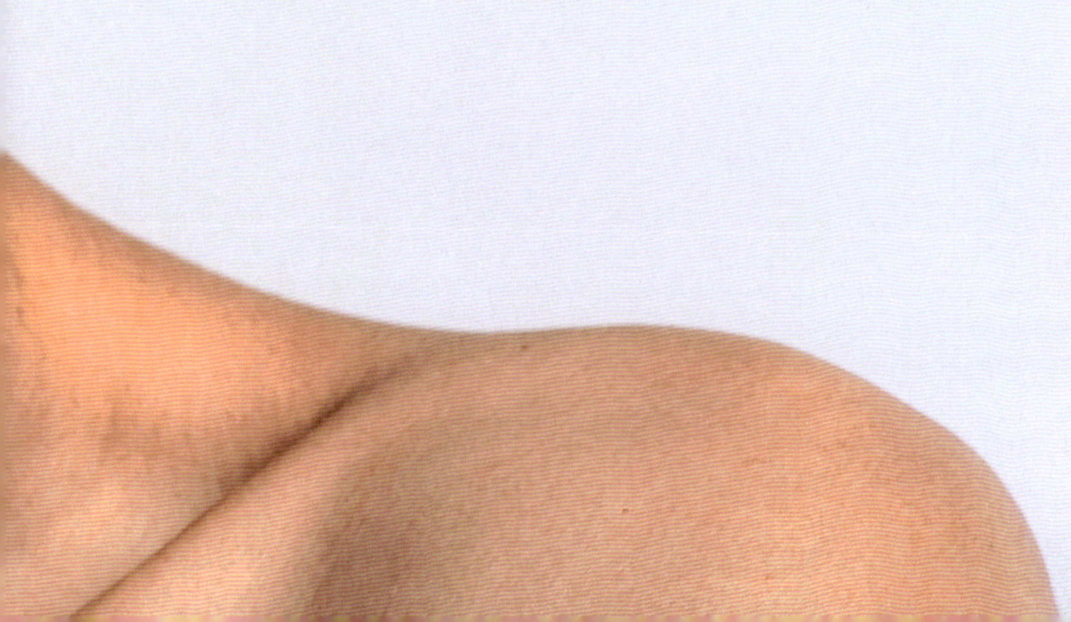

Lage und Aufbau der Schilddrüse

Die Schilddrüse ist normalerweise nicht zu sehen und zu spüren, und doch gibt es kaum eine Zelle im Körper, die nicht von den Hormonen beeinflusst wird, die die Schilddrüse produziert. Die Schilddrüsen-Liga Deutschland drückt es so aus: „Die Schilddrüse ist eine kleine Hormondrüse, von der viele Menschen nichts wissen. Sie sitzt vor dem Kehlkopf und normalerweise spürt man sie nicht. Obwohl von großer Bedeutung, wird sie erst wahrgenommen, wenn sie mit ihrem rebellischen Verhalten auf sich aufmerksam macht."

Die Schilddrüse sitzt an der Vorderseite des Halses, unterhalb des Schildknorpels, im Volksmund auch „Adamsapfel" genannt,

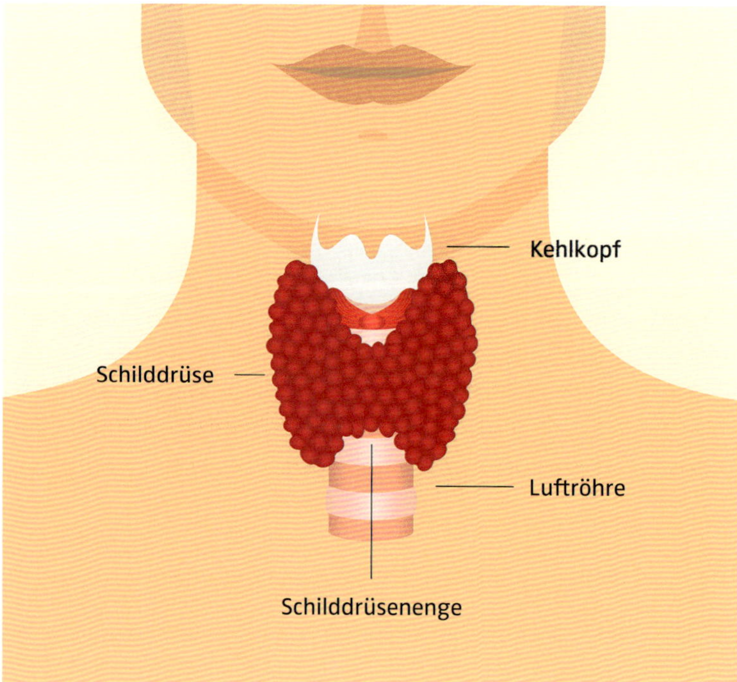

Die Schilddrüse – ein kleines Organ mit großer Wirkung.

einem Teil des Kehlkopfes. Sie besteht aus drei Teilen: zwei Lappen, jeweils links und rechts vom Kehlkopf, und einem Verbindungssteg, dem Isthmus. Letzterer liegt unter dem Schildknorpel. Die beiden Seitenlappen beginnen auf der Vorderseite des Halses und umschließen fast die gesamte Luftröhre. Dieser Lage hat die Drüse ihren Namen zu verdanken: Einem Schild ähnlich liegt sie vor der Luftröhre, umgeben von Halsmuskeln.

!

Die Schilddrüse sieht aus wie ein Schmetterling mit aufgeklappten Flügeln.

Mit Blut wird sie über je zwei obere und untere Arterien versorgt. Sie wiegt bei Frauen etwa 15 bis 18 Gramm und bei Männern 20 bis 25 Gramm, bei der Geburt sind es nur 2 Gramm. Ist sie gesund, kann man die Schilddrüse von außen weder sehen noch ertasten.

Die Luftröhre bewegt sich beim Schlucken hin und her, diese Bewegung macht auch die Schilddrüse mit. Ist die Drüse vergrößert, kann ein erfahrener Arzt bereits während des Schluckens eine Verdickung unterhalb des Kehlkopfes erkennen, die parallel mit den Schluckbewegungen ihre Lage ändert.

Die beiden Seitenlappen sind aus unzähligen kleinen Drüsenläppchen aufgebaut, den sogenannten Lobuli. Diese bestehen wiederum aus winzigen Bläschen, den Follikeln, deren Wände aus den Schilddrüsenzellen, den Thyreozyten, gebildet werden. Diese Follikel machen 80 Prozent des Gewebes aus und enthalten das sogenannte Kolloid. Darin finden sich das Schilddrüseneiweiß Thyreoglobulin sowie Kohlenhydrate und Fett. In den Thyreozyten werden die Schilddrüsenhormone produziert, danach ins Innere der Follikel ausgeschüttet und dort gespeichert. Der Hormonvorrat der Follikel reicht bei normalem Bedarf etwa sechs bis acht Wochen aus.

Auch wenn es nicht so scheint: Die Drüse ist lebensnotwendig. Ohne sie würde es in unserem Körper drunter und drüber gehen! Sie beeinflusst unseren gesamten Organismus, das Herz-Kreislauf-System, die Verdauung, den Knochenaufbau und sogar unsere Psyche. Sie steuert außerdem Stoffwechselvorgänge wie

Wachstum, den Energiestoffwechsel und damit einen reibungslosen Ablauf der Prozesse von Herz, Kreislauf und Muskulatur. Die Ursache dafür sind die verschiedenen Hormone, die von der Schilddrüse jeden Tag gebildet und ausgeschüttet werden.

Wie wichtig diese Drüse ist, sieht man allein schon daran, dass in etwa 1,5 Stunden unser gesamtes Blut einmal durch die Schilddrüse fließt. Damit ist sie etwa vier- bis fünfmal stärker durchblutet als zum Beispiel unsere Nieren.

Die Hormone der Schilddrüse

!

Jeder Mensch hat seinen eigenen, optimalen Schilddrüsenhormonspiegel.

Die Schilddrüsenzellen in den Follikelwänden produzieren täglich die Schilddrüsenhormone, die meist zunächst an die Follikel abgegeben werden. Dort werden sie an das Speichereiweiß gebunden, das Thyreoglobulin, und bis zum tatsächlichen Bedarf gespeichert. Werden nun Schilddrüsenhormone im Blut benötigt,

- wird das Thyreoglobulin wieder in die Schilddrüsenzellen aufgenommen,
- dort werden die Schilddrüsenhormone abgespalten und
- direkt in die reichlich vorhandenen Blutgefäße der Schilddrüse abgegeben.

Wichtige Schilddrüsenwerte: T4 und T3

!

T3 und T4 sind die wichtigsten Schilddrüsenhormone.

Zur Bildung der Schilddrüsenhormone wird an den Eiweißbaustein Tyrosin mithilfe eines Enzyms Jod angelagert, das vorab von den Schilddrüsenzellen aus dem Blut aufgenommen wurde. Es entsteht Tetrajodthyronin oder Thyroxin (T4) und Trijodthyronin (T3).

Die Schilddrüse produziert täglich etwa 90 bis 100 µg (Mikrogramm) T4 und 10 µg T3. Tatsächlich aktiv in den Zellen ist fast nur das T3. Das T4-Hormon muss erst ein Jodatom abspalten, damit es als T3 in die Zellen aufgenommen und aktiv werden kann. Sein Vorteil ist, dass es sich besser über den ganzen Organismus verteilen kann. Damit garantiert es eine ausreichende Versorgung aller Körperzellen.

Tatsächlich stammen nur etwa 10 Prozent des im Blut befindlichen T3 direkt aus der Schilddrüse. Der größte Teil – also 90 Prozent – wird von den Zellen, die das Hormon benötigen, aus T4 gebildet und aufgenommen.

Wie viele Hormone gebildet werden, wird an die jeweiligen Bedingungen angepasst. Würde die zentrale Regulierung ausfallen, könnte die Schilddrüse nur noch etwa 60 Prozent des normalen Bedarfs an T3 und T4 produzieren.

Die Hauptaufgaben der Schilddrüse

Die wichtigste Aufgabe der Schilddrüse ist die Bildung der Schilddrüsenhormone Tetrajodthyronin (T4) und Trijodthyronin (T3). Diese beiden Hormone regulieren den gesamten Stoffwechsel, und damit lenkt die kleine Schilddrüse fast alle wichtigen Funktionen im Körper. Darüber hinaus beeinflusst die Schilddrüse mit ihren Hormonen auch das seelische Wohlbefinden und die Fruchtbarkeit.

Gesteuert wird die Produktion der Schilddrüsenhormone über den Hypothalamus. Er ist ein Teil des Zwischenhirns und dient als oberstes Regulationszentrum für alle vegetativen und hormonellen Vorgänge. Der Hypothalamus regt bei einem Mangel an Schilddrüsenhormonen die Ausschüttung des Thyreotropin-Releasing-Hormons (TRH) an und schickt es zur Hirnanhangdrüse (Hypophyse). Dort löst das TRH die Freisetzung des Hormons Thyreotropin (TSH) aus, welches zur Schilddrüse gelangt und diese zur Produktion von T3 und T4 anregt. Die Hypophyse besitzt T3-Fühler. Sind genügend Schilddrüsenhormone im Blut, wird weniger TSH freigesetzt und die Schilddrüse produziert weniger

Hormone. Sind hingegen zu wenig Schilddrüsenhormone im Blut, wird mehr TSH ausgeschüttet, die Schilddrüse bildet mehr Hormone und setzt sie aus den Schilddrüsenfollikeln frei. Durch das Zusammenspiel zwischen Hypophyse und Schilddrüse wird der Hormonspiegel im Körper reguliert und hält ein konstantes Niveau.

Der erste Schritt bei einer Schilddrüsenuntersuchung ist es dann auch, den TSH-Wert im Blut zu bestimmen. Ist dieser Wert normal, kann eine Störung praktisch ausgeschlossen werden. Ist dies nicht der Fall, wird die Konzentration von freiem T3 und freiem T4 gemessen.

Die beiden Schilddrüsenhormone T3 und T4 werden bei Bedarf ins Blut abgegeben. Etwa 0,3 Prozent der Schilddrüsenhormone befinden sich frei im Blut. Man nennt sie auch freies T3 (abgekürzt fT3) und freies T4 (fT4). Nur diese Form der Hormone gelangt in die Körperzellen. Werden dem Blut diese Hormone entnommen, so wird augenblicklich gebundenes Hormon von den Transporteiweißen freigesetzt. Die Quote von 99 Teilen gebundener Schilddrüsenhormone zu einem Teil ungebundener Hormone bleibt immer in etwa gleich.

Die Aufgaben der Schilddrüsenhormone

In unserem Körper haben alle Zellen einen gewissen Grundumsatz, der dazu benötigt wird, um die normale Zellfunktion aufrecht zu erhalten. Das bedeutet, dass die Zellen Energie produzieren, die sie für ihre Aufgaben benötigen, zum Beispiel stellen die inneren Drüsen Hormone her, die Herzmuskelzellen müssen sich für den Herzschlag rhythmisch zusammenziehen und die Nieren scheiden schädliche Stoffe aus. Der Grundumsatz gewährleistet, dass die jeweiligen Zellen ihre spezifischen Aufgaben erfüllen. Bei einem höheren Grundumsatz steigert sich auch die Produktivität der einzelnen Zellen, bei einem niedrigen geht alles etwas langsamer.

Hier setzt die Wirkung der Schilddrüsenhormone an: Sie steuern diesen Grundumsatz. Mehr Schilddrüsenhormone haben einen gesteigerten Grundumsatz zur Folge, weniger einen geringeren. Damit ist auch der Energieverbrauch der Zellen verknüpft. Je höher der Grundumsatz, desto mehr Energie und Sauerstoff verbrauchen die Zellen. Dabei ist der Energieverbrauch gleichzusetzen mit Kalorienbedarf, der dann durch erhöhte Nahrungsaufnahme gedeckt werden muss.

!

Die Schilddrüse steuert den Grundumsatz unserer Zellen.

Tatsächlich werden alle Zellen des Körpers und alle Organe direkt durch die Schilddrüsenhormone beeinflusst. Das betrifft unser Herz sowie die Muskel- und Nervenfunktionen, das Gehirn und die Knochen bis hin zu Haut und Haaren, die direkt unter dem anregenden Einfluss der Schilddrüse stehen. Die Schilddrüsenhormone regulieren die Körpertemperatur, wirken sich auf den Blutdruck und das körperliche Leistungsvermögen aus. Sie beeinflussen den Darm und seine Verdauung, die geistige Leistungsfähigkeit, die Konzentration und die Stimmung. Sie regulieren den Wasserhaushalt, haben Auswirkungen auf das Immunsystem, auf die Fruchtbarkeit bei Mann und Frau sowie auf den Schwangerschaftsverlauf. Durch diese Hormone werden auch der Stoffwechsel der Nervenzellen und die Gehirntätigkeit beeinflusst. Auf diesem Wege hat die Schilddrüse einen deutlichen Einfluss auf die Psyche und das seelische Gleichgewicht.

Sehen wir uns zum Beispiel das Herz an: Bei einer Schilddrüsenüberfunktion leiden die Betroffenen unter einem zu schnellen Herzschlag bis hin zu Herzrasen und Rhythmusstörungen. Bei einer Schilddrüsenunterfunktion schlägt das Herz langsamer. Auch unsere Reflexe werden beeinflusst: Bei Unterfunktion sind sie verlangsamt, bei Überfunktion zu schnell. Der Grund: Die Schilddrüsenhormone beeinflussen die Geschwindigkeit der Signalübertragung vom Nerv auf den Muskel.

T3 und T4 steigern den Grundumsatz sowie den Gesamtstoffwechsel. Beim Gesunden dienen sie dazu, eine ausgeglichene Energiebilanz aufrechtzuerhalten. Sie fördern den Eiweißaufbau, wie zum Beispiel den der Muskulatur, man spricht von einer „anabolen“, also aufbauenden Wirkung. Eine Mindestmenge an Schilddrüsenhormonen ist für die Entwicklung der verschiedenen Organe und besonders des zentralen Nervensystems Voraussetzung. Durch Anregung der Wärmeproduktion wird die Körpertemperatur konstant gehalten.

Die Schilddrüsenhormone wirken nur auf die Körperzellen, die einen speziellen T3-Rezeptor haben. Bildlich kann man sich das wie ein Schloss vorstellen: Das Hormon T3 ist der Schlüssel und der Rezeptor das Schloss. Passt der Schlüssel, also das Hormon, zum Rezeptor, dem Schloss, so wird T3 aufgenommen und kann seine Wirkung in der Zelle entfalten. Die Rezeptoren befinden sich am Zellkern, der Schaltzentrale der Zelle. Hat das Schilddrüsenhormon an seinem Rezeptor angedockt, so läuft eine ganze Kaskade an Stoffwechselvorgängen ab, die schließlich zu der spezifischen Wirkung der Schilddrüsenhormone in den verschiedensten Organen und Gewebearten führen.

Einfluss der Schilddrüsenhormone auf unseren Körper

- Herz-Kreislauf-System: Wärmeregulation, Herzfrequenz, Blutdruck
- Magen-Darm-Trakt: Körpergewicht und Energieumsatz, Verdauung, Stoffwechsel von Kohlenhydraten, Fetten und Eiweiß
- Fortpflanzungssystem: Fruchtbarkeit, Schwangerschaft
- Äußeres Erscheinungsbild: Haut und Haare
- Nervensystem: Leistungsfähigkeit und Psyche

Schilddrüsenwerte im Blut

Um Störungen der Schilddrüsenfunktion festzustellen, werden die Schilddrüsenwerte im Blut festgestellt. Die Normbereiche der Werte sind in der Tabelle aufgeführt, sie dienen jedoch lediglich als Anhaltspunkt, da sie vom Alter und Geschlecht des Patienten abhängen.

SCHILDDRÜSENHORMON	NORMALWERT
T3	1,7–3,7 ng/l (1,16–3,00 nmol/l)
T4	7,0–14,8 ng/l (52–154 nmol/l)
TRH	18 μU/ml
TSH	0,3–4,0 mU/l (0,2–3,1 μU/ml) Bei einer Unterfunktion sind diese Werte erhöht.
TSH nach TRH-Test	Anstieg um 2,0–25 mU/l

mU/l bedeutet Tausendstel Einheit [unit] pro Liter

Die Schilddrüsenunterfunktion

Schilddrüsenerkrankungen sind bei uns die häufigsten Stoffwechselerkrankungen, wenn man den Jodmangelkropf mit einbezieht. Grund dafür ist vor allem der extreme Jodmangel in unseren Böden, aber auch Selen wird zu wenig aufgenommen. Beides erschwert der Schilddrüse die Arbeit.

!

Der Fachbegriff für Schilddrüsenunterfunktion ist Hypothyreose.

Viele der Symptome einer Schilddrüsenerkrankung, wie zum Beispiel Schlafstörungen, chronische Müdigkeit und Antriebslosigkeit, sind unspezifisch und kommen auch bei anderen Erkrankungen vor. Nur ein Arzt kann eine verlässliche Diagnose stellen.

In der folgenden Tabelle sind die Erkrankungen der Schilddrüse aufgeführt, die mit einer Unterfunktion zusammenhängen können.

Erkrankungen bei Schilddrüsenunterfunktion

KRANKHEIT	ÜBLICHES ERKRANKUNGSALTER	HÄUFIGKEITSVERTEILUNG FRAUEN/MÄNNER
Jodmangel-Kropf	Pubertät, Schwangerschaft, Wechseljahre	3 zu 1
Angeborene Schilddrüsenunterfunktion	von Geburt an	1 zu 1
Erworbene Schilddrüsenunterfunktion	meist ältere Menschen ab ca. 40 Jahren	5 zu 1
Schilddrüsenentzündungen	unabhängig vom Alter	5 zu 1

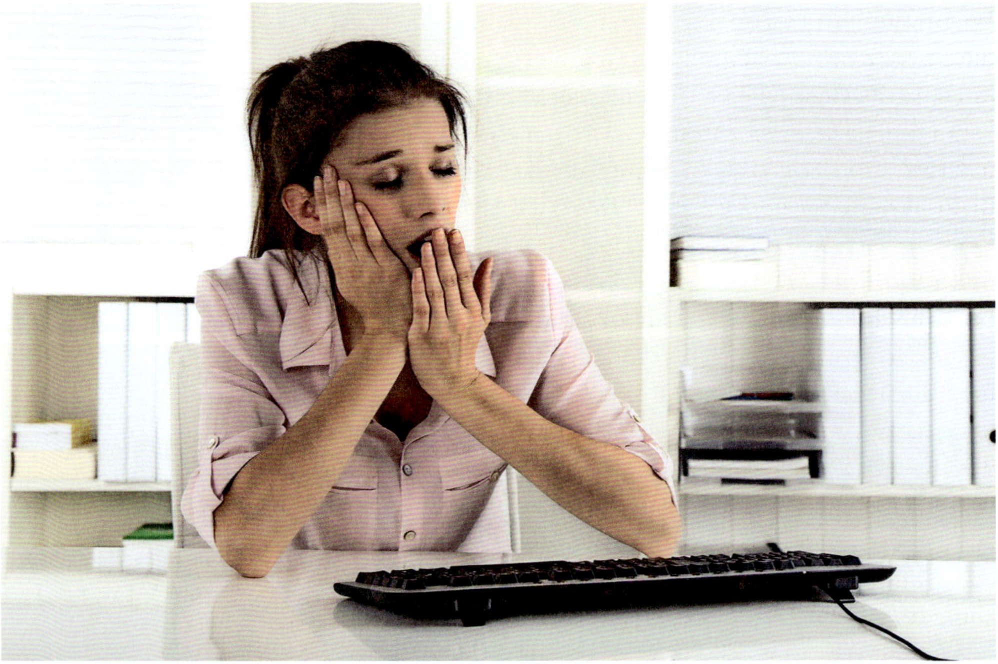

Viele eher allgemeine Krankheitssymptome, wie etwa chronische Müdigkeit, können Ausdruck einer Schilddrüsenerkrankung sein.

Wann sollte ich mich auf Schilddrüsenprobleme untersuchen lassen? Schilddrüsenerkrankungen sind zu einem gewissen Teil erblich. Kommen in Ihrer Familie zahlreiche Fälle von Fehlfunktionen oder Kröpfen vor, kann eine Vorsorgeuntersuchung auch ohne akute Symptome sinnvoll sein. Dann sollten Sie mit dem Hausarzt sprechen. Ab dem 40. Lebensjahr sollten Sie sich generell in regelmäßigen Abständen von ein bis zwei Jahren untersuchen lassen. Da diese Untersuchungen nicht zu den normalen Vorsorgeleistungen der gesetzlichen Krankenkassen zählen, müssen Sie sie unter Umständen selbst bezahlen, wenn keine medizinische Notwendigkeit dafür besteht.

!

Kommen in Ihrer Familie zahlreiche Fälle von Fehlfunktionen oder Kröpfen vor, kann eine Vorsorgeuntersuchung sinnvoll sein.

Wie kann ich einer Schilddrüsenerkrankung vorbeugen? Das Wichtigste, um einer Schilddrüsenerkrankung vorzubeugen, ist die ausreichende Versorgung mit Jod. Verwenden Sie Jodsalz und essen Sie zweimal in der Woche Meeresfisch. Mehr können Sie kaum tun, da die Konzentrationen an Jod vom Einsatz des jodierten Salzes in der Lebensmittelindustrie abhängt, und das muss nicht deklariert werden. Außerdem sollten Sie nicht rauchen.

Symptome der Schilddrüsenunterfunktion

Bei der Schilddrüsenunterfunktion werden zu wenig Schilddrüsenhormone ausgeschüttet, es entsteht also ein Mangel. Dies führt zu Störungen in vielen Körperbereichen. Wie Sie bereits gelesen haben, beeinflussen die Schilddrüsenhormone zum Beispiel die Hirnfunktionen, das Herz-Kreislauf-System, die Verdauung, viele Stoffwechselvorgänge, die Muskulatur – und auch die Psyche. In der folgenden Übersicht sehen Sie die zahlreichen möglichen Symptome, von denen Ihnen einige sicherlich vertraut vorkommen.

!

Produziert die Schilddrüse weniger Hormone, als der Körper braucht, liegt eine Schilddrüsenunterfunktion vor.

Symptome der Schilddrüsenunterfunktion im Erwachsenenalter

- Gewichtszunahme aufgrund des verringerten Grundumsatzes
- Normalgewicht oder Übergewicht mit Gewichtsansammlung in der Körpermitte
- Störungen des Knochenstoffwechsels
- Schläfrigkeit, Desinteresse, depressive Verstimmungen
- Cholesterinspiegel möglicherweise erhöht, Arteriosklerose-Risiko
- Geistige und körperliche Trägheit bis hin zu Gedächtnisschwäche und verwirrten Gedanken
- Frösteln, Kälteempfindlichkeit
- Trockene, brüchige Haut und Nägel, Neigung zum Bluten an Händen und Fersen
- Teigiges, aufgeschwemmtes Gesicht infolge von Ablagerungen im Unterhaut- und Muskelgewebe
- Häufig niedriger Blutdruck und langsamer, schwacher Puls
- Verstopfung, Blähungen, träges Verdauungssystem
- Reflexe und Herzschlag sind verlangsamt
- Häufig Kropfbildung
- Bei Frauen eventuell Zyklusstörungen, Libido- und Potenzstörungen sowie Verminderung der Fruchtbarkeit

!

Üblicherweise leiden 0,25 bis 1,1 Prozent der Bevölkerung unter einer Schilddrüsenunterfunktion, mit zunehmendem Alter steigt diese Rate auf bis zu 2,9 Prozent an.

Viele Körpervorgänge, so auch der Darm, arbeiten im Schneckentempo, da die Nervenfasern extrem langsam schalten. Die lange Leitung im Darm kann dann zu starker Verstopfung, schlimmstenfalls zur Darmlähmung führen.

Bei Frauen kommt es zur unregelmäßigen Monatsblutung, auch die Menopause kann früher einsetzen. Besteht ein Kinderwunsch, so kommt es bei einem Drittel der Patientinnen nicht zu einer Befruchtung. Kommt es dennoch zur Empfängnis, treten häufig Fehlgeburten im ersten Drittel der Schwangerschaft auf.

Außerdem können die Patienten von folgenden Problemen gequält werden: Zahnverlust, hormonelle Funktionsstörungen jeglicher Art, Lernstörungen, zu weiche Nägel mit Rillen quer oder längs, schlechte Wundheilung, Leberverfettung, seitliche Augenbrauen fallen aus, Schwellungen an verschiedenen Stellen, vor allem Augenlider und Zunge, langsames Haarwachstum, Ödeme, die nach einem Drucktest keine Delle hinterlassen, langsam wachsende und brüchige Nägel, Blutarmut bzw. verminderte Bildung von roten Blutkörperchen, Schuppen sowie trockene und brüchige Haare, die manchmal sogar büschelweise ausfallen, Myxödeme, bei denen sich in die Haut bestimmte Substanzen einlagern, was Schwellungen verursacht, besonders im Gesicht sowie an den Beinen und Armen.

Ursachen der Schilddrüsenunterfunktion

Die Ursachen für eine Unterfunktion der Schilddrüse können sowohl bei der Schilddrüse selbst als auch in den übergeordneten Zentren des Hypothalamus oder der Hypophyse liegen. Liegt es an der Schilddrüse, so ist der TSH-Spiegel erhöht, ansonsten können auch erniedrigte TSH-Spiegel vorliegen, die selbst nach der Gabe von TRH nicht ansteigen.

Oft ist die Unterfunktion das Ergebnis einer Beschädigung des Schilddrüsengewebes, in den meisten Fällen aufgrund einer Entzündung (z. B. Hashimoto-Thyreoiditis), aber auch durch eine Operation oder Bestrahlung der Schilddrüse, wenn anschließend keine regelmäßigen Nachuntersuchungen stattfinden.

Medizinische Maßnahmen, die eingesetzt werden, um eine Überfunktion der Schilddrüse oder eine vergrößerte Schilddrüse zu behandeln, können ebenfalls zu einer Schilddrüsenunterfunktion führen. Dies sind zum Beispiel Medikamente wie Schilddrüsenblocker oder eine Radiojodbehandlung.

In Lebensphasen, die mit starken hormonellen Veränderungen einhergehen, kann eine Schilddrüsenunterfunktion entstehen. Das gilt zum Beispiel für die Pubertät, in der der Bedarf an Schilddrüsenhormonen oft besonders hoch ist. Oder für die

Wechseljahre, in denen eine Östrogendominanz die Funktion der Schilddrüsenhormone beeinträchtigen kann.

!

Generell steigt das Risiko einer Schilddrüsenerkrankung mit zunehmendem Alter und ist bei Frauen deutlich höher als bei Männern.

Auch eine Hormonbehandlung kann zu einer Schilddrüsenunterfunktion führen. Durch einen erhöhten Östrogenspiegel steigt im Blut die Konzentration des sogenannten Thyroxin-bindenden Globulins (TBTG). L-Thyroxin wird stärker an dieses Eiweiß gebunden und löst über den hormonellen Feedback-Mechanismus eine vermehrte TSH-Bildung aus. Das führt zu dem erhöhten Bedarf an L-Thyroxin.

Nur in ganz seltenen Fällen ist eine Schilddrüsenunterfunktion angeboren, meist ist die Schilddrüse dann nicht richtig entwickelt und kann daher nicht genügend Hormone produzieren.

Eine weitere eher seltene Ursache ist ein extremer Jodmangel.

Eine Schilddrüsenunterfunktion bleibt oft unerkannt
Patienten merken oft spät oder auch gar nicht, dass ihre Schilddrüse nicht richtig funktioniert! Die Unterfunktion entwickelt sich sehr langsam und schleichend; es kommt durchaus vor, dass man sie jahrelang hat, mit nur sehr wenigen und leichten Krankheitszeichen.

So ist es möglich, dass Sie sich an die Symptome gewöhnt haben und sie gar nicht als solche wahrnehmen. Sie meinen vielleicht, Sie wären eben „ständig müde" oder depressiv veranlagt. Ältere Patienten schieben die Probleme auf das Alter, wie zum Beispiel die Vergesslichkeit, die häufige Müdigkeit oder Hör-, Geruchs- und Geschmacksstörungen.

Die Schilddrüsenentzündung

Grundsätzlich unterscheidet man Schilddrüsenentzündungen (Thyreoiditis), die durch Bakterien oder andere Krankheitserreger verursacht werden, von denjenigen, die auf einer Fehlregulation des Immunsystems (Autoimmunthyreoiditis, AIT) beruhen. Letztere führen langfristig zu einem Untergang von Schilddrüsengewebe, es entsteht ein Mangel an Schilddrüsenhormonen, der in der Regel medikamentös ausgeglichen wird. Krankheitserreger werden konventionell, zum Beispiel mit Antibiotika behandelt.

Haben oder hatten Sie eine Schilddrüsenentzündung, besteht bei Jodzufuhr das Risiko einer Unterfunktion. In diesem Fall sollten Sie besser Schilddrüsenhormone erhalten.

Hashimoto-Thyreoiditis – chronische Entzündung der Schilddrüse

Die häufigste Form von Schilddrüsenentzündungen ist die Hashimoto-Thyreoiditis, eine Autoimmunerkrankung der Schilddrüse. Das bedeutet, dass der Körper Freund und Feind verwechselt und die Schilddrüse angreift wie einen unwillkommenen Eindringling. Die Folge ist ein chronischer Entzündungsprozess, der schleichend verläuft und daher oft erst spät, manchmal erst nach vielen Jahren, erkannt wird.

> **!**
> Die Hashimoto-Thyreoiditis ist bei Erwachsenen die häufigste Ursache einer Schilddrüsenunterfunktion.

Leicht zu erkennen ist die Krankheit nicht, da sie anfangs keine Beschwerden verursacht. Zu Beginn tritt häufig eine vorübergehende Schilddrüsenüberfunktion auf, in der Regel ohne Symptome. Diese Überfunktion entsteht, weil aufgrund der Zerstörung von Schilddrüsenzellen große Mengen Schilddrüsenhormone freigesetzt werden. Diese Phase dauert etwa vier bis acht Wochen. Anschließend kommt eine „stumme Phase", die mehrere Jahre dauern kann. Es entwickelt sich eine immer stärker werdende Unterfunktion, die mit entsprechender Hormonzufuhr ausgeglichen werden muss. Währenddessen produziert der Organismus Antikörper (TPO-Antikörper), die an den Schilddrüsenzellen andocken und so verhindern, dass diese Bereiche arbeiten.

> **!**
> Die Hashimoto-Thyreoiditis ist chronisch und in den meisten Fällen schrumpft die Drüse im Laufe der Zeit.

Oft vergrößert sich die Schilddrüse zu Beginn, dann verkleinert sie sich jedoch wieder. Die chronische Entzündung kann sogar zu einem vollständigen Untergang des Schilddrüsengewebes führen. Man nennt das medizinisch atrophische Thyreoiditis.

Nicht selten werden die Patienten als Simulanten betrachtet, sie suchen oft jahrelang nach dem Grund für ihre Beschwerden.

Man hält sie für depressiv oder hysterisch, manchen wird gesagt, dass ihre Beschwerden von Bewegungsmangel und zu viel Essen kommen. Viele haben einen starken Leidensdruck, sie konsultieren zahlreiche Ärzte, ohne eine Lösung zu finden.

!

Da die Krankheit in Schüben verläuft, ist die Anzahl der Antikörper mal höher und mal niedriger.

Bei einer Blutuntersuchung findet man Antikörper, die gegen das Enzym Schilddrüsenperoxidase (TPO, TPO-AK) und oft auch gegen Thyreoglobulin (Tg-AK) gerichtet sind. Es gibt allerdings Fälle, bei denen sich die typischen Antikörper nicht feststellen lassen, man spricht dann medizinisch von einer ausgebrannten Thyreoiditis. Seltsamerweise kann man die Antikörper auch in bis zu 5 Prozent der schilddrüsengesunden Bevölkerung nachweisen. Infolgedessen genügt ein positiver Antikörpernachweis für die Diagnose nicht.

Die meisten Betroffenen sind zwischen 40 und 60 Jahre alt, jedoch beginnt die Erkrankung oft in Zeiten hormoneller Umstellung, also in der Pubertät, nach Schwangerschaften (postpartale Thyreoiditis) und zu Beginn der Wechseljahre. Allerdings können sogar auch Kinder betroffen sein.

Deutliche Symptome der Hashimoto-Thyreoiditis treten bei etwa ein bis 2 Prozent der Bevölkerung auf. Jedoch sollen viermal so viel von der Erkrankung betroffen sein.

Bei Patienten mit Hashimoto-Thyreoiditis treten gehäuft verschiedene Krebsformen auf. Auch ist das Risiko für weitere Autoimmunerkrankungen bei etwa einem Viertel der Patienten erhöht: für Typ-1-Diabetes, rheumatische Erkrankungen, Vitiligo (Weißfleckenkrankheit), Glutenunverträglichkeit, Alopecia areata (eine spezielle Form des Haarausfalls), Magenschleimhautentzündung oder eine Zerstörung der Nebennieren, die mit einem Kortisolmangel (Addison-Erkrankung) verbunden ist. Umgekehrt sollten Betroffene dieser Erkrankungen auch die Schilddrüse untersuchen lassen.

Eine Ursache für die Hashimoto-Thyreoiditis ist eine genetische Veranlagung. Die Krankheit bricht dann bei einer hormonellen Umstellung aus, Faktoren wie Stress, bestimmte Umwelteinflüssen oder Infektionen spielen ebenfalls eine Rolle. Auch Rauchen wird als Risikofaktor angenommen. In den betroffenen Familien besteht auch noch ein erhöhtes Risiko, an Morbus Basedow zu erkranken. Bei dieser Autoimmunerkrankung bewirkt eine Überfunktion der Schilddrüse, dass die Schilddrüse gleichmäßig anschwillt.

Ein Selenmangel kann die Problematik verstärken, da damit ein geringerer Schutz der Schilddrüse vor aggressiven Stoffwechselverbindungen verknüpft ist. Oft wird Selen daher in Kombination mit der Gabe von Schilddrüsenhormonen verabreicht.

Über den Einfluss von Jod auf den Ausbruch der Krankheit wird noch geforscht. Aktuell sehen Experten in Jod nicht die Ursache, sondern den Auslöser der Autoimmunerkrankung. Jedoch weiß man bislang nicht, welche Mengen Jod dafür notwendig sind. Man weiß auch nicht, ob es nicht der verbesserte Nachweis ist, der für eine Erhöhung der Fallzahl verantwortlich ist.

Eine kurzfristige Jodbelastung, zum Beispiel im Rahmen einer Röntgenkontrastmittel-Untersuchung ist problemlos. Jedoch enthält zum Beispiel das gegen Herzrhythmusstörungen verwendete Medikament Amiodaron mit 6 mg pro Tag extrem viel Jod. Diese extrem hohen Jodmengen können eine Autoimmunthyreoiditis oder auch eine Schilddrüsenüberfunktion auslösen. Das Medikament wird jedoch nur in einer lebensgefährlichen Situation gegeben, sodass eine mögliche Schilddrüsenüberfunktion in Kauf genommen und entsprechend behandelt werden muss.

So wird eine Schilddrüsenunterfunktion behandelt

Neben der körperlichen Untersuchung, in deren Rahmen die bereits genannten Symptome festgestellt werden, wird Ihr Arzt das Blut untersuchen. Hier kommt es besonders auf den TSH-Basalwert an: Liegt er unter 0,3 mU/l, besteht keine Unterfunktion.

Liegt er über 3,5 mU/l, kann eine Unterfunktion vorliegen. Die T3- und T4-Werte sind erniedrigt.

Wird Ihre Schilddrüsenunterfunktion optimal behandelt, bessern sich die Symptome rasch und auf Dauer. Dazu verordnet Ihnen der Arzt künstlich hergestellte Schilddrüsenhormone, um den Hormonmangel auszugleichen. 100 bis 200 µg L-Thyroxin ist die gängige Menge. Diese Hormone müssen Sie ein Leben lang einnehmen.

Die Beschwerden bessern sich nach ein bis drei Monaten, jedoch werden Sie erste Anzeichen bereits nach etwa zwei bis drei Wochen bemerken. Zuerst betrifft dies die psychischen Erscheinungen, wie Müdigkeit, depressive Verstimmung und Antriebsarmut, auch die körperlichen Beschwerden, wie das verstärkte Frieren, bessern sich relativ schnell.

Der Arzt verordnet zunächst Schilddrüsenhormone. Die richtige Dosierung wird durch die Kontrolle der Blutwerte überprüft.

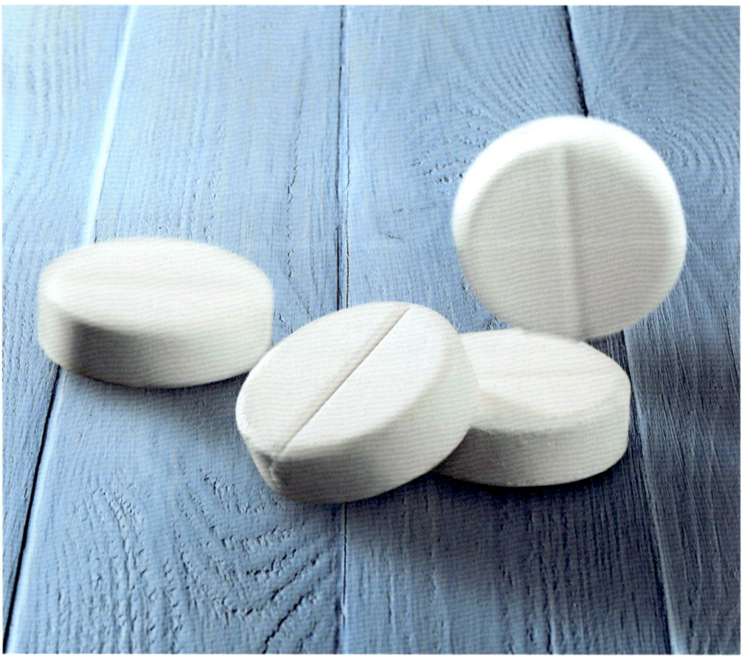

Nach dem ersten Verschreiben der Hormone überprüft Ihr Arzt nach etwa vier bis sechs Wochen, ob der TSH-Wert in den erwünschten Bereich gesunken ist (um ca. 1,0 mU/l). Ist dies nicht der Fall, wird die Dosis erhöht und nach vier bis sechs Wochen werden die Blutwerte erneut kontrolliert. Sind die Werte schließlich zufriedenstellend, reichen weitere Kontrollen in jährlichem Abstand. Manche Patienten profitieren auch von einer gleichzeitigen Einnahme von Schilddrüsenhormonen und Jod.

„Natürliche" Schilddrüsenhormone
Einige Patienten mit Unterfunktion – fast nur Hashimoto-Patienten – profitieren von natürlichen Schilddrüsenhormonen. Diese Hormone werden aus getrockneten Schweineschilddrüsen hergestellt. Der Unterschied gegenüber dem chemischen Präparat besteht in einer verzögerten und länger anhaltenden Wirkung auf die Rezeptoren (siehe Lexikon, Seite 141). Die tierischen Hormone sind artfremd und wirken daher nicht so spezifisch wie chemisch hergestelltes körperidentisches Hormon. Daher kann die Dosierung zumeist problemlos erhöht werden, ohne unerwünschte Nebenwirkungen. So treten bei künstlichen Hormonen häufiger Herz-Kreislauf-Probleme (beschleunigte Herzfrequenz, unregelmäßiger Herzschlag) auf, wenn die Dosis erhöht wird.

Was ist bei der Einnahme von Schilddrüsenhormonen zu beachten?

Bei der Einnahme von Schilddrüsenhormonen kann es zu unerwünschten Wechselwirkungen mit bestimmten Nahrungsmitteln und Medikamenten kommen. Deshalb sollten Sie dabei Folgendes beachten:

- Nehmen Sie die Hormone nicht gleichzeitig mit kalziumreichen Getränken oder Nahrungsmitteln wie Milch, Milchprodukten und Fruchtsäften ein. Kalzium vermindert die Aufnahme der Hormone in den Körper.

- Trinken Sie mindestens eine halbe Stunde vor der Einnahme keinen Kaffee. Am besten nehmen Sie die Medikamente mit Leitungswasser ein, da bestimmte Mineralstoffe im Mineralwasser mit den künstlich zugeführten Hormonen wechselwirken können.
- Auch Sojaprodukte können die Aufnahme von Schilddrüsenhormonen blockieren. Sprechen Sie mit Ihrem Arzt, wenn Sie häufig Sojaprodukte essen.
- Vorsichtig müssen Sie sein, wenn bereits eine Osteoporose vorliegt. Auch ein Kalzium- oder Eisenmangel kann die Aufnahme des Schilddrüsenhormons stören.
- Nach einer Operation der Nebenschilddrüsen müssen Sie ganz besonders auf bestimmte Symptome achten: Dann können Sodbrennen, eine Mehrproduktion von Magensäure, Magen- bzw. Zwölffingerdarm-Geschwüre sowie Blutarmut eine Aufnahme der Schilddrüsenhormone behindern.

Eine mögliche Begleiterscheinung: der Kropf

Eine Schilddrüsenvergrößerung, wie beim Kropf, ist die häufigste Schilddrüsenerkrankung in Deutschland. Bei 90 Prozent der Schilddrüsenpatienten – je nach Region, in der die Menschen leben, bei 15 bis 30 Prozent der Deutschen – lässt sich mithilfe des Ultraschalls ein Kropf feststellen. Ursache ist meist ein Jodmangel. Als Kropf – medizinisch Struma – bezeichnet man eine deutliche Schwellung unterhalb des Kehlkopfes. Sie ist die Folge einer vergrößerten Schilddrüse, die nicht immer von außen sichtbar ist. Entweder ist die gesamte Schilddrüse vergrößert oder – was häufiger vorkommt – es betrifft nur einzelne Areale, dann entstehen Knoten. Die Schilddrüsenfunktion ist in den meisten Fällen normal. Ein Kropf kann aber auch bei einer Unterfunktion oder einer Überfunktion der Schilddrüse vorkommen.

> !
>
> Bei einer Schilddrüsenunterfunktion kann sich ein Kropf entwickeln.

Die Schilddrüse von Erwachsenen benötigt 200 µg Jod pro Tag. Das ist nicht sehr viel, aber wenn diese Menge unterschritten wird, wird es problematisch. Innerhalb der Schilddrüsenzellen werden Wachstumsfaktoren produziert, die Zellen vermehren und vergrößern sich. Bestimmte Jodfette scheinen ebenfalls für das Wachstum der Zellen verantwortlich zu sein. Auch das Schilddrüsensteuerungshormon TSH bewirkt eine Größenzunahme der Zellen.

Durch eine Gewebevermehrung versucht die Schilddrüse noch geringste Jodmengen aufzunehmen, damit ausreichend Hormone gebildet werden können. Deshalb wächst sie und bildet neue Schilddrüsenfollikel. Mithilfe der zusätzlich gebildeten Zellen kann der Hormonspiegel über eine kurze Zeit konstant gehalten werden. Ist die Jodzufuhr jedoch dauerhaft zu gering, bilden sich immer mehr neue, größere Zellen, die Schilddrüse wächst und wächst. Es entsteht ein Kropf, der ohne Behandlung sehr groß werden kann.

Ursachen für einen Kropf

Zur Kropfbildung kommt es vor allem in Phasen eines erhöhten Hormonbedarfs wie Pubertät, Schwangerschaft, Stillzeit und Wechseljahre. So entwickelt sich ein Kropf bei Mädchen häufig in der Zeit der Geschlechtsreife. Meist kann man dessen Wachstum aber gut durch die Gabe von Jod stoppen.

Die häufigste Ursache für einen Kropf ist eine unzureichende Jodversorgung. So kann ein Kropf sowohl bei einer Unterfunktion als auch bei einer Überfunktion der Schilddrüsen auftreten. Sogar bei einer normalen Hormonproduktion kann ein Kropf entstehen.

Es ist auf alle Fälle wichtig, die Ursache vom Arzt abklären zu lassen. Äußerlich erkennt ein Arzt einen Kropf durch Untersuchung mit Überstreckung des Kopfes nach hinten. Aber vor allem werden die Laborwerte bestimmt und es wird ein Ultraschall gemacht. Auch eine Röntgenuntersuchung des Oberkörpers und eine Schilddrüsen-Szintigraphie, die über die Funktion der Schilddrüse Auskunft gibt, können hinzukommen. Zusätzlich ist eine Punktion der Schilddrüse möglich, damit man erkennt, ob Gewebeveränderungen gutartig oder bösartig sind.

Diagnoseverfahren und typische Untersuchungsergebnisse bei Jodmangelkropf

DIAGNOSEVERFAHREN	UNTERSUCHUNGSERGEBNISSE
Sonographie	normale Echostruktur, vergrößerte Schilddrüse, ohne/mit Knoten
BLUTUNTERSUCHUNG	**UNTERSUCHUNGSERGEBNISSE**
TSH	normal
TSH nach TRH	normale Antwort
T3	(hoch) normal
T4	normal
Antikörper (z. B. Thyreoglobulin- oder TSH-Rezeptor-Antikörper)	negativ
URINUNTERSUCHUNG	**UNTERSUCHUNGSERGEBNISSE**
Jodausscheidung	vermindert
Szintigraphie	leicht erhöhte Aufnahme der radioaktiven Substanz, evtl. Nachweis von Knoten

Symptome für einen Kropf

Insbesondere in der Anfangsphase verursacht ein Kropf häufig keine Probleme, es können jedoch auch schon Druck- und Schluckbeschwerden auftreten. Leichte Schilddrüsenvergrößerungen machen sich auch durch folgende Anzeichen bemerkbar: Der Hemdkragen erscheint zu eng, Rollkragen werden vermieden, anliegende Ketten bzw. ein Schlips werden als unangenehm empfunden.

Doch in der Regel hat man lange Zeit keine Beschwerden, erst wenn der Kropf sehr groß wird, sich sogenannte autonome Knoten bilden oder die Hormonproduktion gestört ist, zeigen sich Symptome: häufiges Räuspern, Schluck- und Atembeschwerden, außerdem ein Gefühl der Einengung im Hals (Globusgefühl), das von der Tageszeit abhängig sein kann, bei Frauen teilweise sogar von der Monatsblutung.

!

Räuspern, Schluck- und Atembeschwerden sowie ein Gefühl der Einengung im Hals sind Symptome für einen Kropf.

Je nach Ursache ist eine gesteigerte oder verminderte Schilddrüsenfunktion mit dem Kropf verbunden. Besteht er längere Zeit, treten häufig Knoten auf, da die Schilddrüsenzellen unterschiedlich auf den Jodmangel bzw. die TSH-Stimulation reagieren. Anders gesagt: Die Knotenbildung steigt mit zunehmendem Alter.

Ein Kropf, der die Atmung behindert, muss auf alle Fälle in seinem Wachstum gebremst werden. Ist man jünger als 45 Jahre, sollte der Kropf auch behandelt werden, um Komplikationen zu vermeiden, die im Zusammenhang mit der Schilddrüsenfunktionsstörung in späteren Jahren auftreten können. Ist man bereits älter, kann es genügen, die Schilddrüse regelmäßig ärztlich kontrollieren zu lassen.

So behandelt der Arzt einen Kropf

Als erste Maßnahme und bei geringen Beschwerden verschreibt ein Arzt Jodtabletten. Zum Vorbeugen genügen meist 100 µg täglich, zur Kropftherapie müssen es 200 µg sein, manchmal auch 400 µg. Im Anschluss an die Therapie genügen meist sechs bis zwölf Monate lang täglich 100 bis 200 µg. Hat dieser Ansatz über sechs Monate keinen Erfolg, verordnet der Arzt zusätzlich das Schilddrüsenhormon Levothyroxin (L-Thyroxin). Dadurch können sich die Schilddrüsenzellen zurückbilden. Ziel ist ein TSH-Wert im unteren Normbereich (0,3 bis 1,2 mU/ml).

!

Als erste Maßnahme verschreibt Ihr Arzt Jodtabletten.

Bei Schwangeren kombiniert der Arzt meist sofort Jod mit dem Schilddrüsenhormon. Gerade bei jüngeren Patienten kann sich bei ausreichender Jodzufuhr ein Kropf sogar zurückbilden.

!

Unbehandelt kann sich aus einem anfangs unproblematischen Kropf eine deutliche Schilddrüsenunterfunktion entwickeln.

Die Verabreichung von Jod steht als alleinige Therapie im Vordergrund. Diese ist genauso effektiv, um das Schilddrüsenvolumen zu reduzieren, wie die Medikation mit dem Schilddrüsenhormon. Zudem nimmt nach der Behandlung mit Jod das Volumen der Schilddrüse nur geringfügig wieder zu, da der ursächliche Jodmangel beseitigt wurde. Auch um einen Rückfall zu vermeiden, hat sich die Gabe von Jod als wirksam erwiesen.

Schlägt die medikamentöse Behandlung nicht an oder ist der Kropf sehr groß und verursacht starke Beschwerden, wird operiert, das heißt, die Schilddrüse wird – möglichst nur teilweise – entfernt. Eine weitere Möglichkeit für die Behandlung einer stark vergrößerten Schilddrüse ist eine Radiojodtherapie (siehe Lexikon, Seite 141), die immerhin 70 bis 80 Prozent der Patienten hilft.

Einem Kropf vorbeugen

Bei Jodmangel greift die Schilddrüse auf ihre Reserven zurück. Sind diese aufgebraucht, sinkt der Schilddrüsenhormonspiegel mit all seinen Folgen. Eine ausreichende Jodversorgung ist daher die beste Maßnahme, um zu verhindern, dass ein Kropf entsteht. Verwenden Sie am besten jodiertes Speisesalz und essen Sie wöchentlich ein- bis dreimal Meeresfisch.

Da eine Jodunterversorgung der Mutter auch beim Baby zu einer Schilddrüsenunterfunktion oder einem Kropf führen kann, ist es für Schwangere und stillende Mütter besonders wichtig, auf eine gute Versorgung mit Jod zu achten.

Schilddrüsenunterfunktion in speziellen Lebensphasen

Die Schilddrüse bei Frauen

Bestimmte Lebensabschnitte einer Frau sind mit starken hormonellen Veränderungen verbunden, insbesondere eine Schwangerschaft, die Zeit nach einer Entbindung sowie die Wechseljahre. In diesen Phasen kann eine Schilddrüsenerkrankung entstehen, wenn bereits eine Erkrankung besteht, muss die Therapie angepasst werden.

Unerfüllter Kinderwunsch

Schilddrüsenhormone haben einen Einfluss auf die Hormonproduktion der Eierstöcke (auch der Hoden). Einer Unterfunktion der Schilddrüse kann daher Grund dafür sein, wenn es nicht gelingt, schwanger zu werden. Unregelmäßige Monatsblutungen bis hin zum Ausbleiben der Regelblutungen sind ein deutliches Symptom für eine Schilddrüsenunterfunktion. Bei einer leichten Unterfunktion ist die Periode jedoch meist regelmäßig, so dass die Erkrankung nicht entdeckt wird. Dabei müssen die Abweichungen beim TSH-Wert nicht groß sein, kleine Abweichungen reichen bereits aus. Wird die Schilddrüsenfunktion reguliert, ist eine Schwangerschaft möglich.

!

Bei unerfülltem Kinderwunsch sollten Frau und auch Mann ihre Schilddrüse untersuchen lassen.

Kropf in der Schwangerschaft

Die Jodversorgung ist heute deutlich besser als früher, doch immer noch kann während der Schwangerschaft ein Kropf auftreten. Um dies zu verhindern, wird die Zufuhr von 100 µg Jod ab der zehnten Schwangerschaftswoche empfohlen. Tritt trotzdem eine Vergrößerung der Schilddrüse oder ein Knoten auf, empfiehlt sich die gleichzeitige Gabe von Schilddrüsenhormonen. Führt man während der Schwangerschaft kein Jod extra zu, kann es sogar zur Kropfbildung des Ungeborenen kommen.

Schilddrüsenprobleme nach der Geburt: die Postpartum-Thyreoiditis

Bis zu 10 Prozent aller Frauen entwickeln zwei bis acht Monate nach der Geburt eine Autoimmunerkrankung – eine spezielle Form der Hashimoto-Thyreoiditis, die Mediziner als Postpartum-Thyreoiditis bezeichnen (lat. post partum = nach der Geburt). Die Schilddrüsenentzündung geht in der Regel mit einer Überfunktion der Schilddrüse einher und kann bis zu sechs Monate, in Einzelfällen bis zu neun Monate anhalten. Bei vier von fünf Frauen geht sie in eine normale Funktion über, bei den anderen kann eine Schilddrüsenunterfunktion entstehen. Das bedeutet, dass die Schilddrüse in jährlichem Abstand überprüft werden muss. Auch bei nachfolgenden Schwangerschaften kann es wieder zu dieser Form der Schilddrüsenentzündung kommen.

Die Anzeichen dafür können leicht übersehen werden, da sie oft auf die üblichen Umstände bei der Betreuung von Neugeborenen zurückgeführt werden. Typische Merkmale sind:

- Schlaflosigkeit
- Nervosität und Gereiztheit
- Schwitzen
- Haarausfall
- Gewichtsabnahme
- Beschleunigter Puls

Der Arzt wendet für die Untersuchung die Diagnostik der Hashimoto-Thyreoiditis an. Der sogenannte Babyblues nach der Entbindung – die Frau ist unglücklich, obwohl sie eigentlich glücklich sein sollte, da sie ihr eigenes Kind in den Armen hält – kann durch eine Unterfunktion der Schilddrüse (mit-)bedingt sein.

Hormonelle Veränderungen: Schilddrüsenunterfunktion in den Wechseljahren

Während der Wechseljahre verändern sich die Hormone, was auch eine Schilddrüsenunterfunktion begünstigt: Durch die Östrogendominanz kann es zu einer Schilddrüsenhormonresistenz kommen, das bedeutet, die Organe und Gewebe sprechen nicht mehr richtig auf die Hormone an. Dadurch wiederum können sich die Symptome einer Schilddrüsenunterfunktion verstärken. Es kann passieren, dass die Schilddrüse, die eigentlich völlig korrekt die übliche Hormonmenge herstellt, den höheren Hormonbedarf nicht mehr abdecken kann.

Schilddrüsenprobleme bei Kindern und alten Menschen

Schon im Mutterleib möglich: Schilddrüsenunterfunktion beim Fetus

Die Schilddrüsenhormonbildung beginnt beim Ungeborenen zwischen der zehnten und zwölften Schwangerschaftswoche. Bereits beim Fetus kann eine Schilddrüsenunterfunktion bestehen; dies kommt bei etwa jedem 4000sten Kind vor. Ist diese angeboren, dann ist das Hormon TSH im Blut des Neugeborenen sehr hoch. Um schlimme Folgen dieser Unterfunktion auszuschließen, wurde in den 1980er-Jahren in ganz Deutschland das Neugeborenen-Screening zwingend eingeführt. Dazu wird dem Baby zwischen dem dritten und fünften Lebenstag Blut aus der Ferse entnommen. Damit kann festgestellt werden, ob eine derartige Unterfunktion vorliegt, die dann auch sofort behandelt wird, um Folgen wie verringertes Längenwachstum und geistige Fehlfunktion zu verhindern.

> !
> Jedes 4000ste Neugeborene hat eine Schilddrüsenunterfunktion.

Vor allem in der Pubertät: Schilddrüsenunterfunktion bei Kindern und Jugendlichen

Eine Schilddrüsenunterfunktion kann insbesondere während der Pubertät auftreten. Dann ist der Bedarf an Schilddrüsenhormonen oft besonders hoch, insbesondere bei Mädchen verändert sich der Schilddrüsenstoffwechsel. Die Ursache für die Unterfunktion kann aber auch die Autoimmunkrankheit Hashimoto-Thyreoiditis sein.

Aufgrund der verbesserten Jodversorgung ist es zwar selten, aber doch möglich, dass sich bei Kindern und Jugendlichen ein Kropf entwickelt. Dann wird eine niedrig dosierte Schilddrüsenhormontherapie eingeleitet.

Die Anzeichen einer Unterfunktion bei Kindern und Jugendlichen sind:

- Konzentrationsschwäche
- Müdigkeit
- Gewichtszunahme
- Schlafstörungen
- Symptome, die mit dem Aufmerksamkeitsdefizitsyndrom (ADHS) verwechselt werden können
- Schulprobleme

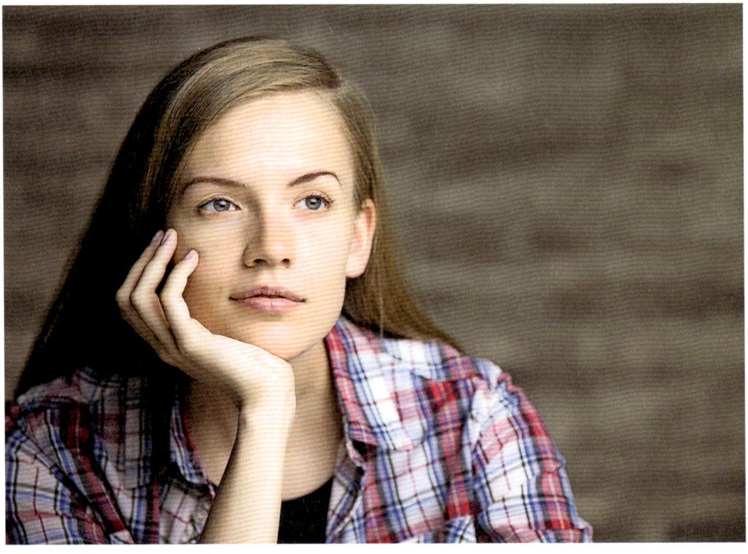

Eine Schilddrüsenunterfunktion kann besonders während der Pubertät auftreten.

Schilddrüsenprobleme bei älteren Menschen

Ältere Menschen sind mit einem Jodmangel aufgewachsen, daher sind Schilddrüsenerkrankungen nicht selten. Erst seit Anfang bis Mitte der 1990er-Jahre ist die Jodversorgung besser. Hinzu kommt, dass ein bestehender Kropf mit zunehmendem Alter meistens größer wird. Häufig entstehen Knoten, die meist gutartig, nur in seltenen Fällen bösartig sind.

Typische Anzeichen einer Unterfunktion bei älteren Menschen sind:

- Vergesslichkeit
- Müdigkeit und Abgeschlagenheit
- verminderte Leistungsfähigkeit
- depressive Verstimmungen
- Konzentrationsschwäche
- Kälteempfindlichkeit
- Gewichtszunahme
- kühle und trockene Haut
- Verstopfung

Eine mögliche Unterfunktion kann der Arzt leicht ausschließen oder mit einfachen Labortests feststellen (TSH, fT4, Autoantikörper). Therapiert wird sie mit künstlichen Schilddrüsenhormonen, deren Dosierung im Laufe der Zeit optimiert wird.

So manches Mal ist auch eine ärztliche Maßnahme schuld an der Unterfunktion: Operationen, Jodtherapie, eine Behandlung mit Thyreostatika. Aber auch wenn der Zugang zu ärztlicher Versorgung schwierig ist, zum Beispiel nach einem Wohnortwechsel oder einem Wechsel des Hausarztes, ist es möglich, dass eine Unterfunktion nicht erkannt wird und sich somit entwickeln kann.

!

Wie leicht eine Unterfunktion übersehen wird, zeigt eine Untersuchung in amerikanischen Alters- und Pflegeheimen: Bis zu 20 Prozent der Bewohner hatten eine deutliche Unterfunktion!

Jod ist unentbehrlich für die Schilddrüse

!

Sowohl bei einer Unterfunktion als auch bei einer Überfunktion der Schilddrüse ist eine optimale Jodversorgung wichtig.

Damit die Schilddrüse ihre umfangreichen Aufgaben erfüllen kann, benötigt sie vor allem eines: Jod. Dieser Mineralstoff ist ein unentbehrlicher Baustein der Schilddrüsenhormone T3 und T4; kein anderer Mineralstoff kann die Funktion von Jod übernehmen. Da Jod zum Beispiel über den Abbau der Hormone ausgeschieden wird, müssen wir unserem Körper immer genug davon zuführen.

Jod ist ein sehr seltenes Element. Der Jodmangel in unseren Böden und Gewässern ist auf den Rückzug der Gletscher nach der letzten Eiszeit zurückzuführen. Dabei wurde das Jod mit dem Schmelzwasser aus dem Boden ausgeschwemmt und ins Meer transportiert. Dort ist die Jodkonzentration deutlich höher (60 µg/l). Im Meer hat das Jod sich zunächst in den Meerespflanzen und schließlich in den davon lebenden Meeresbewohnern, vor allem in Fischen, angereichert. Entsprechend finden Sie Jod in Meeresalgen, Meeresfischen, Muscheln und anderen Meerestieren.

Im Süßwasser (2 µg Jod/l) und im Boden (1 bis 2 µg Jod/g) kommt sehr wenig Jod vor. Entsprechend jodarm sind unsere landwirtschaftlichen Nutzflächen und alles, was darauf wächst. Das Fleisch der Tiere, die auf diesen Böden weiden, enthält ebenfalls wenig Jod.

So wird Jod vom Körper aufgenommen

Jod liegt in der Nahrung als Salz oder an andere Nahrungsbestandteile gebunden vor. In dieser Form wird es im Magen-Darm-Trakt aufgenommen und auch im Blut verteilt. Über das Blut gelangt das Jod zur Schilddrüse. Dort befindet sich in bestimmten Zellen ein sogenannter Natrium-Iodid-Symporter (NIS), der Jod in den Schilddrüsenzellen anreichert. Überschüssiges Jod wird zu 80 Prozent über den Urin ausgeschieden, zum geringen Teil über die Galle und den Stuhl, bei Stillenden zu 51 Prozent über die Milch.

Die Jodkonzentration im Blut wird immer auf demselben Stand gehalten. Wird eine bestimmte Jodmenge im Blut überschritten, wird sein Einbau in die Schilddrüsenhormone und auch seine Freisetzung ins Blut gestoppt.

Im erwachsenen Körper befinden sich etwa 10 bis 20 mg Jod. Etwa drei Viertel davon ist in der Schilddrüse gespeichert, den Rest findet man – in der Regel in Form der Schilddrüsenhormone – in Muskulatur, Galle, Leber, Hypophyse, Speicheldrüsen und verschiedenen Teilen des Auges.

!

In der Schilddrüse befindet sich etwa drei Viertel des gesamten Körperbestandes an Jod.

Die Schilddrüse kann bei guter Versorgung 10 mg Jod speichern. Dies entspricht dem Bedarf für drei bis sechs Monate. Eine kurzzeitig erniedrigte Jodzufuhr bedeutet somit nicht sofort auch einen Jodmangel. Dennoch ist es wichtig, ausreichend Jod mit der Nahrung aufzunehmen, damit die Schilddrüse ihre Funktion voll erfüllen kann. Wenn Sie regelmäßig jodhaltige Lebensmittel wie Meeresfisch essen und Jodsalz verwenden, ist das in der Regel genug, und Sie brauchen sich um die Jodversorgung Ihrer Schilddrüse keine Gedanken zu machen. Sie benötigen auch keine zusätzlichen jodhaltigen Nahrungsergänzungsmittel.

Wie bereits gesagt, nimmt die Schilddrüse kein Jod mehr auf, wenn sich zu viel Jod im Blut befindet. Dieses Prinzip nutzt man auch, um die Aufnahme von radioaktivem Jod durch die Schilddrüse zu blockieren: bei bestimmten medizinischen Untersuchungen oder zur Vorbeugung vor Strahlenschäden durch radioaktive Jodverbindungen in kerntechnischen Anlagen und nach Reaktorunfällen. Durch die Gabe einer ausreichenden Jodmenge (12 µg täglich für Säuglinge und 100 µg für Erwachsene) für einige Tage wird die weitere Jodaufnahme blockiert und damit eine Strahlenschädigung der Schilddrüse verhindert. Anschließend wird die Dosis wieder verringert, das Jod wird durch die Schilddrüsenzellen abgegeben und der hemmende Effekt wieder aufgehoben.

Wofür brauchen wir Jod?

Jod wird nur zur Bildung der Schilddrüsenhormone benötigt. Ist zu wenig Jod vorhanden, kann die Schilddrüse nicht genügend Hormone bilden. Jede Störung der Schilddrüsenhormone wirkt sich auf den Grundumsatz aus, also auf den Energieverbrauch des Körpers. Die Überfunktion der Schilddrüse erhöht den Grundumsatz, die Unterfunktion erniedrigt ihn.

Durch eine dauerhaft jodarme Ernährung entsteht ein Kropf, sie kann aber auch die Entstehung einer Schilddrüsenkrebserkrankung begünstigen.

Wie viel Jod benötigt der Körper?

Der genaue Jodbedarf ist schwierig zu ermitteln, da sich der Körper innerhalb gewisser Grenzen an ein unterschiedliches Jodangebot in der Nahrung anpassen kann. Deshalb orientiert man sich daran, wie viel Jod wir brauchen, damit keine Mangelzustände entstehen. Für Erwachsene wird ein Tagesbedarf von 180 bis 200 µg Jod angenommen.

Umgerechnet auf das ganze Leben benötigen wir insgesamt nur 4 bis 5 g Jod. Das ist wirklich nicht viel und dennoch werden auch heute noch viele Schilddrüsenkrankheiten durch einen Jodmangel ausgelöst.

Der Jodbedarf hängt auch von Faktoren ab wie Alter, Umweltbelastung (z. B. Rauchen und Nitratzufuhr über die Nahrung) und Essgewohnheiten. Es gibt zum Beispiel bestimmte Pflanzen, die jodhemmende Substanzen enthalten (z. B. verschiedene Kohlarten und Bohnen). Ihr ganz spezieller persönlicher Bedarf an Jod kann über die Menge der vom Körper gebildeten Schilddrüsenhormone ermittelt werden.

Erhöhter Bedarf an Jod in der Schwangerschaft

Schwanger zu werden ist trotz einer Schilddrüsenunterfunktion kein Problem. Doch Sie sollten sich während der Schwangerschaft regelmäßig untersuchen lassen, medikamentös gut eingestellt sein und auf eine gute Jodversorgung achten. So wird ein Jodmangel während und vor der Schwangerschaft für eine fehlende Einnistung des befruchteten Eis in die Plazenta, Fehl- und Todgeburten sowie Fehlbildungen des Kindes verantwortlich gemacht. Ein Schilddrüsenhormonmangel hat beim Kind Minderentwicklung, zentrale Entwicklungsstörungen (Taubheit, motorische Koordination, Sprachstörungen) oder Reifungsdefizite (Lungenreifung) zur Folge. Langfristig kann es zu Lern- und Entwicklungsstörungen und verminderter Intelligenz kommen. Bei einer gut dosierten Medikamentengabe ist jedoch eine normale Entwicklung des Kindes gesichert.

Trotz der Jodtabletten sollten Schwangere mindestens einmal in der Woche Seefisch oder Meeresfrüchte essen und ihre Nahrung mit jodiertem Speisesalz würzen.

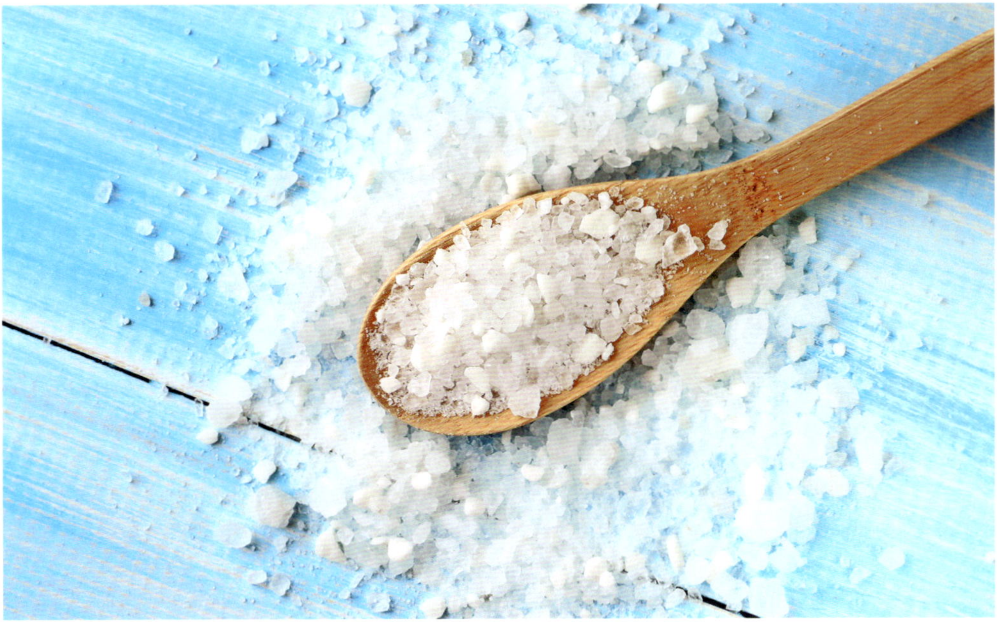

Ab der zehnten bis zwölften Schwangerschaftswoche bildet das ungeborene Kind selbst Schilddrüsenhormone und benötigt dafür ausreichend Jod: täglich etwa 50 µg, welches der Fötus aus dem Nabelschnurblut aufnimmt. Schwangeren Frauen wird daher empfohlen, pro Tag etwa 230 µg Jod zu sich zu nehmen. Dies sollte auch während der Stillzeit fortgeführt werden, damit das Kind über die Muttermilch ausreichend Jod erhält. Wenn das Baby nicht gestillt wird, muss es nicht unbedingt Jod in Tablettenform bekommen, da alle Nahrungsmittel für Kinder eine ausreichende Menge Jod enthalten.

Viel mehr als 230 µg Jod sollten es aber nicht sein, da ansonsten die Gefahr besteht, dass sich die Schilddrüse des Kindes abschaltet und das Baby mit einer Schilddrüsenunterfunktion geboren wird. Eine Kropfbehandlung mit hochdosiertem Jod verbietet sich während der Schwangerschaft. Die Einnahme von Jodtabletten während Schwangerschaft und Stillzeit sollte auf alle Fälle mit dem Frauenarzt abgesprochen werden.

	ANGABE IN MIKROGRAMM (µg) PRO TAG*
Säuglinge	40–80
Kinder (1–9 Jahre)	100–140
Kinder (10–14 Jahre)	180–200
Jugendliche und Erwachsene (15–50 Jahre)	200
Erwachsene (ab 51 Jahre)	180
Schwangere	230
Stillende	260

*Nach Angaben der Deutschen Gesellschaft für Ernährung

Wo findet man natürliches Jod?

In der Natur kommt Jod nur in Form seiner Verbindungen vor, man findet es in den Ozeanen und in der Luft. Der Jodgehalt von pflanzlichen und tierischen Lebensmitteln hängt davon ab, wie viel Jod der Boden enthält, auf dem sie bzw. ihr Futter wachsen. Weitere Faktoren, die den Jodgehalt beeinflussen, sind zum Beispiel Pflanzendüngung, Jodgehalt des Futters und die Art der Lebensmittelverarbeitung.

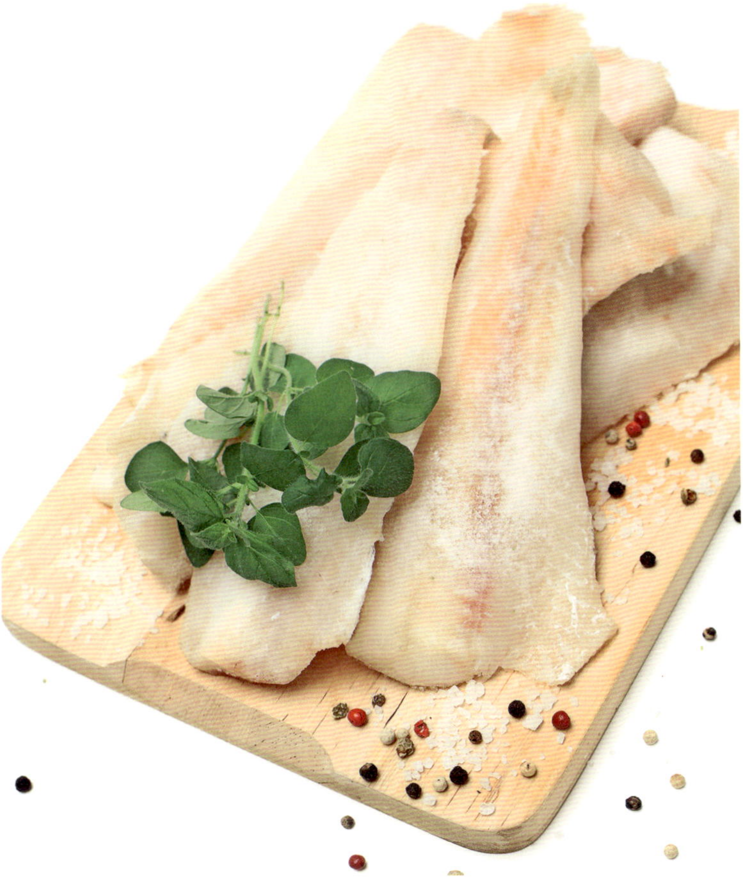

Schellfisch ist besonders jodreich.

Unser Trinkwasser enthält durchschnittlich 3,8 µg Jod/l mit einem deutlichen Nord-Süd-Gefälle (6,1 µg im Norden und 1,6 µg/l im Süden). Muttermilch enthält ca. 5 bis 15 µg Jod pro 100 ml, je nachdem wie eifrig die Mutter die erforderlichen Jodtabletten nimmt. Die meisten Mineral-, Quell- und Tafelwässer enthalten nur geringe Jodmengen. Wenige Mineralwässer enthalten mehr.

Die wichtigsten Jodquellen für uns sind Meeresfisch (0,25 bis 4 µg/g Frischgewicht) und Meeresfrüchte. Auch Seetang ist extrem jodreich. Süßwasserfische enthalten hingegen nur etwa 0,04 µg Jod pro Gramm. Generell haben Lebensmittel, die aus dem Meer kommen, einen recht hohen Jodgehalt. Am meisten enthält der Schellfisch.

Im Alltag sollten Sie ein Speisesalz verwenden, das Jod in Form von Kaliumjodat (KJO3) enthält. Es ist wesentlich stabiler als Kaliumjodid (KJ) und kann daher längere Zeit gelagert werden.

Jodgehalt in Lebensmitteln in absteigender Reihenfolge
Angabe in µg/100 g bzw. 100 ml Lebensmittel;
Durchschnittsmengen

- Jodiertes Speisesalz (1500–2500)
- Lebertran (860)
- Schellfisch (243–416)
- Meeräsche (330)
- Seelachs (200–260)
- Scholle (190)
- Miesmuscheln, Garnelen, Krabben (130)
- Schillerlocken (122)
- Kabeljau (120–172)
- Steckmuschel, Jakobsmuschel (120)
- Kaviarersatz (118)
- Hummer (100)
- Goldbarsch, Rotbarsch (74–99)

▶▶

- Fischfrikadellen (114)
- Alaska-Seelachs (103)
- Brathering (93–131)
- Bückling (72)
- Sprotte, geräuchert (60)
- Austern (58)
- Hering, Heilbutt (52)
- Makrele (51)
- Thunfisch (50)
- Schildmakrele (48)
- Sardine (32)
- Seezunge (17)
- Champignons, Gemüse (2,5–18)
- Muttermilch, bei entsprechender Jodversorgung (7–10)
- Süßwasserfische (4)
- normale Mineralwässer (0,06–0,8)

Meeresalgen können einen sehr hohen Jodgehalt aufweisen. Dies betrifft vor allem Braunalgen, die zum Beispiel als Würzmittel (Kombu) eingesetzt werden. Die für Sushi verwendeten Rotalgen enthalten weniger Jod. Algenstückchen finden sich zum Beispiel auch in Asia-Reiscrackern oder ähnlichem Knabbergebäck. Studieren Sie die Zutatenliste – und lassen Sie Algen ohne Angaben zum Jodgehalt lieber im Regal liegen.

Schilddrüsenunterfunktion und Jod

Eines ist klar: Ohne Jod kann die Schilddrüse nicht arbeiten. Bei einer Schilddrüsenunterfunktion ist daher eine optimale Jodversorgung wichtig. Bei ganz geringer Unterfunktion hilft vielleicht sogar allein eine ausreichende Jodversorgung. Meist muss man zusätzlich Schilddrüsenhormone einnehmen. Am häufigsten wird eine Kombination aus Schilddrüsenhormon und Jod eingesetzt, um die Restfunktion der Schilddrüse zu unterstützen.

!

Bei Schilddrüsenunterfunktion sollten Sie die zusätzliche Zufuhr von Jod mit einem Arzt besprechen. Eine Selbstmedikation mit Jod ist nicht zu empfehlen.

Nehmen Sie Jod nicht auf eigene Faust ein, besprechen Sie dies immer mit Ihrem Arzt. Eine Unterfunktion der Schilddrüse wird häufig durch eine Schilddrüsenentzündung vom Typ Hashimoto hervorgerufen. Ist dies der Fall, muss Jod gemieden werden, denn es würde die Antikörperproduktion im Immunsystem gegen Schilddrüsengewebe steigern. Und das ist natürlich keinesfalls gewünscht! Liegt Ihrer Schilddrüsenunterfunktion eine Hashimoto-Thyreoiditis zugrunde, sollten Sie kein jodiertes Speisesalz verwenden und keine Nahrungsergänzungsmittel mit Jodzusatz einnehmen. Auch die genannten jodhaltigen Lebensmittel sollten Sie dann in nicht zu großer Menge zu sich nehmen.

Natürliches Jod aus Meeresalgen

In der Komplementärmedizin wird statt Jodtabletten oft Blasentangpulver empfohlen. Dieses Pulver gibt es standardisiert in Gelatine- und pflanzlichen Kapseln. Standardisiert heißt, die Präparate haben genaue Jodangaben, sodass sie präzise dosiert werden können. Das ist nicht nur bei Jodunverträglichkeit wichtig – aufgrund ihres hohen Jodgehalts können bereits kleinste Mengen des Tangs Erregungszustände auslösen. Wenn Sie Blasentangpulver einnehmen, sollten Sie dies in jedem Fall Ihrem behandelnden Arzt mitteilen.

Blasentang (Fucus vesiculosus) ist eine Braunalge. Volkstümliche Bezeichnungen sind Kelp, Meereseiche, See-Eiche, Bläretung, Höckertang oder Schweinetang. Die Alge kommt in den nördlichen gemäßigten Breiten vor, dort kann man sie am Meer sehen: Nach einem Sturm werden manchmal ganze Teppiche davon ans Ufer geschwemmt. Gesammelt wird die Alge von Juni bis September.

In der Frauenheilkunde wird Blasentang häufig eingesetzt, um die Produktion der Schilddrüsenhormone anzuregen. Er soll auch dabei helfen, durch Schilddrüsenunterfunktion verursachtes Übergewicht zu reduzieren. In der Pflanzenheilkunde verwen-

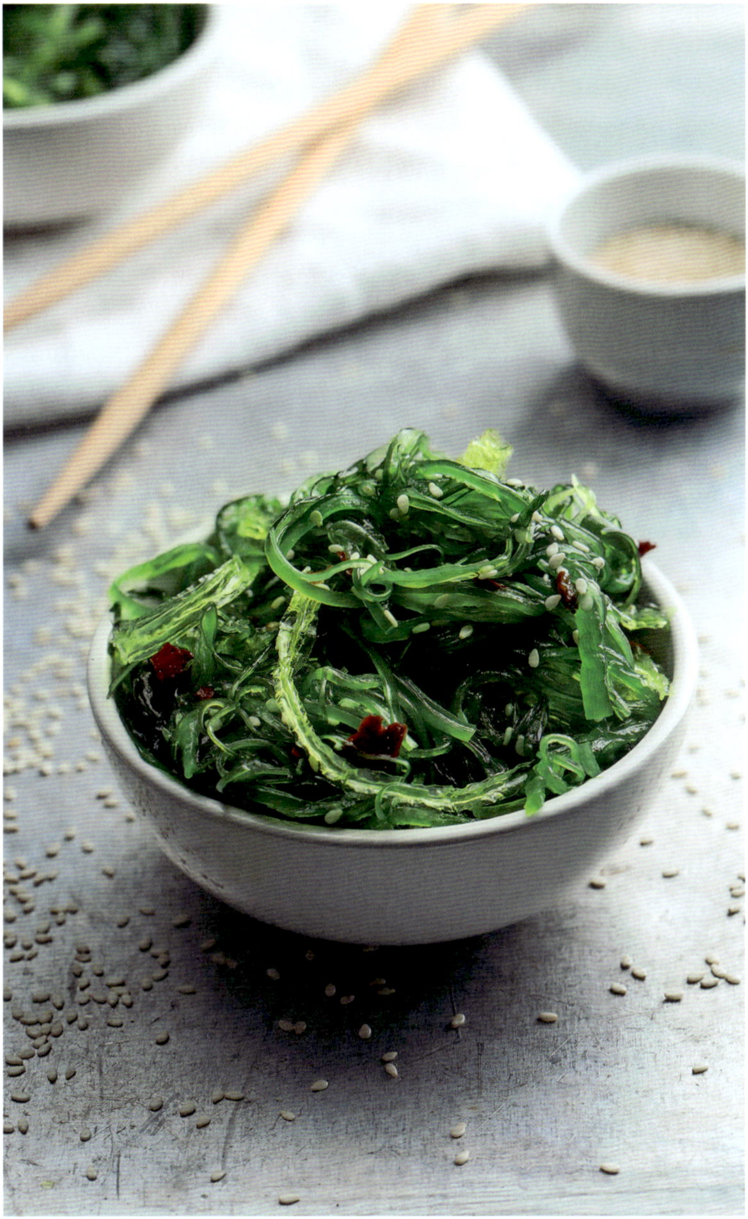

Viele Meeresalgen sind reich an Jod – und haben auch kulinarisch einiges zu bieten.

det man ihn ebenfalls bei Schilddrüsenunterfunktion, aber auch bei Heuschnupfen, Arteriosklerose und Schuppenflechte. Sein Vorteil ist, dass er nicht nur 0,1 bis 0,5 Prozent Jod enthält, sondern auch gesundheitsfördernde sekundäre Pflanzenstoffe.

Achtung: Nicht anwenden dürfen Sie Blasentang in der Schwangerschaft, bei Schilddrüsenüberfunktion und Herzkrankheiten. Auch wenn Sie überempfindlich auf Jod reagieren, sollten Sie auf seine Anwendung verzichten.

Neben dem Blasentang selbst und dem Pulver gibt es Produkte, die aus Blasentang hergestellt werden. Die Herbamare-Kräutersalze von A. Vogel sind mit natürlichem Jod aus der Meeresalge angereichert. Das Nahrungsergänzungsmittel „Kelp“ besteht aus Meeresalgen-Tabletten, die ganz natürlich Jod enthalten. Eine Tablette davon liefert 50 µg Jod. Auch in Deutschland können Sie das Schweizer Produkt über www.avogel.de beziehen. Die Firma Rapunzel, die ihre Produkte in Naturkostläden oder Bio-Supermärkten anbietet, versetzt ihr Speise- und Kräutersalz mit Algenpulver. Regelmäßig wird kontrolliert, dass die gesetzliche Grenze von 20 mg/kg nicht überschritten wird. Auf der Packung finden Sie eine Angabe des Jodgehalts. Wenn Sie diese Produkte verwenden, können Sie das unnatürliche Kaliumjodat in jodiertem Speisesalz umgehen.

Was passiert bei einem Jodmangel?

Frühsymptome eines Jodmangels können mangelnde Antriebskraft, Depressionen und andere Befindlichkeitsstörungen sein. Weitere Anzeichen für einen Jodmangel können ständige Müdigkeit, Konzentrationsschwäche, spröde Haare oder auch Zyklusstörungen bei der Frau sein. Viele Körperfunktionen werden langsamer und träger, die geistigen und körperlichen Fähigkeiten lassen schneller und stärker nach, als es dem Alter entspricht. Die Haut kann trocken und schuppig werden, das Gesicht wirkt verquollen, es tritt Darmträgheit auf, man neigt zum Frieren und zu

Infekten. Äußerlich ist ein Jodmangel vor allem auch durch einen Kropf zu erkennen.

Je nachdem, in welcher Lebensphase ein Jodmangel auftritt, kann er schwere Schäden verursachen.

Gesundheitliche Risiken eines Jodmangels in verschiedenen Lebensabschnitten

LEBENSPHASE	RISIKEN EINES JODMANGELS
Ungeborene	Schwere, nicht rückgängig zu machende Schädigungen des Gehirns, des Skeletts und verschiedener Organe, vermehrt Missbildungen, Aborte und Totgeburten
Neugeborene	Neugeborenen-Kropf, Störungen der Gehirnreifung und des Wachstums, Hördefekte, Verzögerung der Skelettbildung
Jugendliche	Jugendlicher Kropf, Lern- und Merkschwierigkeiten
Erwachsene	Kropf, Funktionsstörungen der Schilddrüse, oft Unterfunktion, Störungen der Menstruation und Fruchtbarkeit

Was passiert bei zu viel Jod?

Für Menschen ohne Schilddrüsenerkrankungen ist es in der Regel unproblematisch, wenn sie kurzzeitig hohe Mengen Jod zu sich nehmen, zum Beispiel über Röntgenkontrastmittel, jodhaltige Desinfektionsmittel oder Algenpräparate. Eine hohe Jodzufuhr kann aber problematisch werden, wenn Ihre Schilddrüse vorgeschädigt oder vergrößert ist. Dann kann sich durch eine akut überhöhte Jodzufuhr eine Über- oder Unterfunktionen der Schilddrüse entwickeln. Bei Jodmangelkropf oder bei einer Hashimoto-Thyreoiditis sollen bereits Gaben von mehr als 500 µg am Tag (andere Autoren warnen sogar vor Mengen von über 300 µg pro Tag) zu einer Entgleisung des Schilddrüsenstoffwechsels führen.

!

Generell kann jeder jodiertes Speisesalz verwenden. Vorsicht jedoch bei einer Hashimoto-Thyreoiditis mit aktiver Entzündung – diese kann sich verschlechtern.

Vor der Verabreichung jodhaltiger Röntgenkontrastmittel, die relativ hoch dosiert sind, sollte vorsichtshalber die Schilddrüsenfunktion ärztlich kontrolliert werden. Meist reicht eine Befragung des Patienten (Anamnese) aus, der in der Regel weiß, ob eine Schilddrüsenerkrankung vorliegt. Aber auch eine Tastuntersuchung sowie eine Messung des Urinjods und eine Untersuchung auf das TSH sind im Vorfeld angebracht.

Asiaten macht eine hohe Jodaufnahme übrigens nichts aus, ihr Organismus ist daran gewöhnt. Bei Europäern kann es hingegen erhebliche gesundheitliche Probleme nach sich ziehen, wenn über längere Zeit eine Überdosierung von Jod stattfindet. Dazu gehören Schilddrüsenüberfunktion, Hashimoto-Thyreoiditis (mit Über- oder Unterfunktion) und eine akute Blockade der Jodaufnahme durch die Schilddrüse mit oder ohne Schilddrüsenunterfunktion. Besonders sensibel reagieren ältere Menschen, die mit einem Jodmangel aufgewachsen sind.

Allergien gegen Kaliumjodat im Salz gibt es nicht, da diese Jodverbindung bei Aufnahme mit der Nahrung keine Antikörperbildung hervorruft. Dagegen können spezielle Jodverbindungen, wie sie in Röntgenkontrastmitteln, aber nicht in Jodsalz vorkommen, in Ausnahmefällen zu allergischen Reaktionen führen, wenn sie direkt in die Blutbahn verabreicht werden.

Verschiedene Nahrungsergänzungsmittel enthalten Jod oder Meeresalgen als Zusatz, so zum Beispiel Multivitaminpräparate, die auch für Schwangere angeboten werden. Manche Nahrungsergänzungsmittel mit Meeresalgen oder Seetang sollen das Abnehmen erleichtern. Durch ihren hohen Jodgehalt sind diese Präparate aber keinesfalls harmlos, zudem kann ihr Jodgehalt je nach verwendeter Quelle stark schwanken. Daher sollten Sie solche Nahrungsergänzungsmittel nicht regelmäßig einnehmen, da sie sich negativ auf bestehende Schilddrüsenprobleme – insbesondere eine Überfunktion – auswirken können. Daher meine Empfehlung: Verzichten Sie prinzipiell auf alle jodhaltigen Nahrungsergänzungsmittel, bei denen der Jodgehalt nicht genau angegeben ist! Informationen wie „enthält Jod" oder „enthält Jodid" reichen definitiv nicht aus.

Nahrungsmittel, die die Jodaufnahme blockieren

Bittere Aprikosenkerne Bittere Aprikosenkerne (auch als Laetril oder „Vitamin B17" im Handel erhältlich) werden zuweilen in der Alternativmedizin zur Krebsvorbeugung eingesetzt. Da sie das natürliche, gesundheitsschädliche Amygdalin enthalten, sollten Gesunde nicht mehr als ein bis zwei Kerne pro Tag essen. Amygdalin blockiert Jod und insbesondere bei Schilddrüsenkrebs sollte man ganz auf die Kerne verzichten.

Kropffördernde Substanzen Stoffe, die den Jodstoffwechsel beeinträchtigen und so die Bildung eines Kropfes (engl. goiter) fördern, heißen fachsprachlich goitrogene Substanzen. Dazu zählen Pflanzen, die sogenannte Thioglykoside oder zyanogene Glykoside enthalten. Thioglykoside befinden sich in Kohl, Senf, Raps, Radieschen, Maniok, Cassava (eine der wichtigsten Kohlenhydratquellen in Entwicklungsländern), Erdnüssen, Leinsamen, Pinienkernen oder Meerrettich. Sie hemmen die Bindung von Jod an den Eiweißbaustein Tyrosin und verhindern auf diese Weise, dass Schilddrüsenhormone gebildet werden. Zyanogene Glykoside findet man zum Beispiel in Bittermandeln, Hirse, Leinsamen und Bambussprossen. Sie werden im Rahmen der Verdauung zu Zucker und Blausäure abgebaut, letztere reduziert wiederum die Jodaufnahme in die Schilddrüse.

Solche Nahrungsmittel sollten Sie möglichst nicht roh bzw. in hohen Mengen verzehren, wenn Sie unter einer Schilddrüsenunterfunktion leiden, die durch Jodmangel bedingt ist. Allerdings gilt das nur, wenn Sie gleichzeitig zu wenig Jod zu sich nehmen, dann kann ein erhöhter Thiozyanatgehalt im Blut die Entwicklung eines Jodmangelkropfes beschleunigen. Wenn Sie genügend

Jod zu sich nehmen, hat der Verzehr dieser Lebensmittel keine Bedeutung.

Auch geht man davon aus, dass man über mehrere Monate täglich 400 Gramm Weißkohl oder 2 Kilogramm Chinakohl essen müsste, bei gleichzeitiger niedriger Jodzufuhr, um die Entstehung eines Kropfes zu fördern. Doch bei einer Hormontherapie aufgrund einer Schilddrüsenunterfunktion oder generell bei einer vorhandenen leichten Schilddrüsenunterfunktion können sich die Probleme mit der Schilddrüse möglicherweise verstärken.

Sojaprodukte Bestimmte Inhaltsstoffe der Sojabohne, die Sojaisoflavone, beeinflussen möglicherweise die Funktion der Schilddrüse, wenn man sie in isolierter oder angereicherter Form und in hohen Dosen einnimmt. Man weiß es nicht ganz genau, aber Tatsache ist, dass fermentierte Soja-Nahrungsmittel (z. B. Tempeh) einen höheren Anteil an freien Isoflavonen (Isoflavon-Aglykone) aufweisen als nicht fermentierte wie zum Beispiel Tofu.

Zwar kann man das Potenzial der kropfbildenden Wirkungen von Sojaisoflavonen auf die Schilddrüse nicht einschätzen, dennoch halten Mediziner einen moderaten Konsum von Sojaprodukten auch bei einer bekannten Schilddrüsenunterfunktion für unproblematisch. Von einem extremen Sojaverzehr und von der Einnahme an isoflavonhaltigen Nahrungsergänzungsmitteln wird jedoch abgeraten.

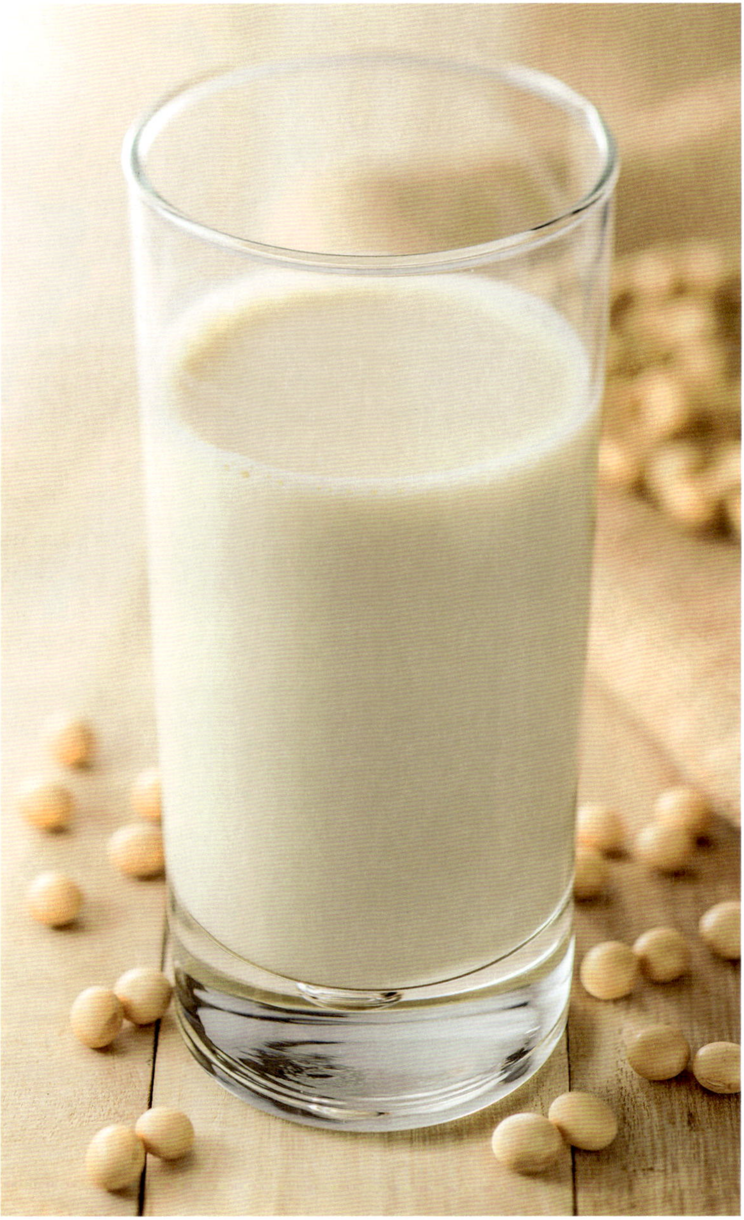

Wer unter einer Schilddrüsenunterfunktion leidet, sollte Sojaprodukte eher moderat konsumieren.

LECKERE REZEPTE MIT VIEL JOD

Vollkornnudeln mit Garnelen-Tomatensoße

(140 µg Jod)

Zutaten für 1 Portion

100 g Vollkornnudeln
fluoridiertes Jodsalz
100 g Garnelen (frisch oder TK)
1 Tomate
½ kleine Zwiebel
1 Knoblauchzehe
1 TL Olivenöl
2 EL trockener Weißwein
Pfeffer
1 TL gehackte Petersilie

Zubereitung

Die Nudeln in reichlich Salzwasser al dente kochen. In der Zwischenzeit Garnelen waschen und bis auf den Schwanz aus der Schale lösen, tiefgekühlte Garnelen auftauen lassen.

Die Tomate waschen, halbieren, den Stengelansatz herausschneiden und das Fruchtfleisch würfeln. Die Zwiebel und die Knoblauchzehe schälen und fein würfeln.

Das Öl in einem Topf erhitzen und die Zwiebel- und Knoblauchwürfel darin goldgelb andünsten. Die Garnelen dazugeben und rundherum kurz anbraten. Die Tomaten dazugeben und den Wein angießen, mit Salz, Pfeffer und Petersilie würzen. Die Nudeln gut abgetropft unter die Soße mischen und sofort servieren.

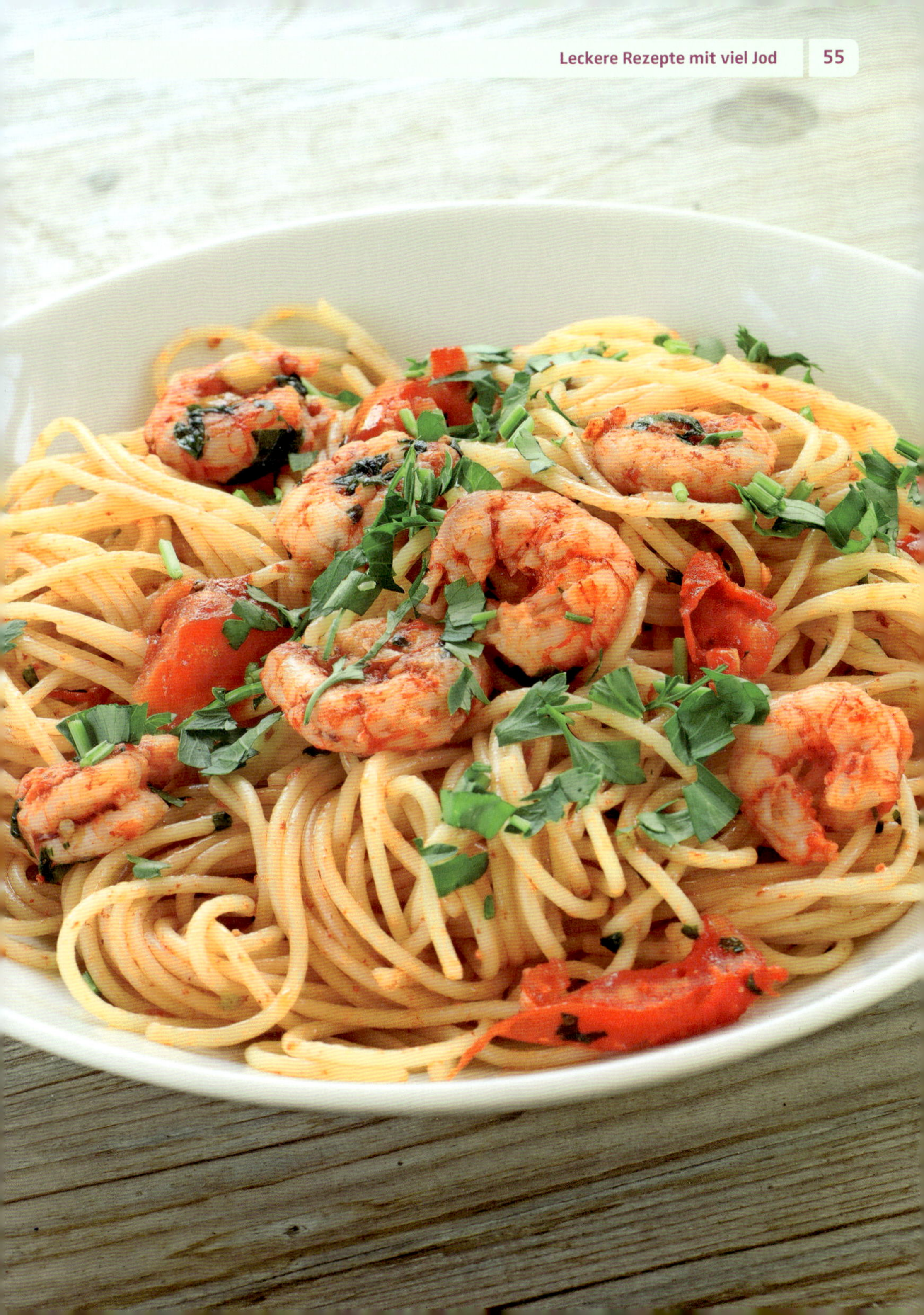

Nudeln in Muschelsoße

(116 µg Jod)

Zutaten für 1 Portion

250 g frische Muscheln
(oder 125 g Muscheln aus dem Glas)
1 Knoblauchzehe
1 TL gehackte Petersilie
¼ kleine rote Chilischote
1 TL Olivenöl
2 EL Weißwein
100 g Nudeln ohne Ei
fluoridiertes Jodsalz
Pfeffer

Zubereitung

Die Muscheln gründlich waschen, geöffnete und beschädigte Muscheln aussortieren und wegwerfen. 150 ml Wasser in einem breiten Topf aufkochen, Muscheln hineingeben und zugedeckt etwa 5 Minuten dünsten, bis sich die Schalen geöffnet haben. In ein Sieb geben, den Sud auffangen. Die Muscheln eventuell aus den Schalen lösen, noch geschlossene Muscheln wegwerfen.

Knoblauch schälen und fein hacken. Chilischote waschen, putzen und in feine Ringe schneiden. Alles im Olivenöl in einem großen Topf andünsten, mit Wein und Muschelsud ablöschen und etwas einkochen lassen.

Die Nudeln in Salzwasser bissfest garen und gut abtropfen lassen. Die Muscheln kurz in der Soße erhitzen, abschmecken und die Nudeln darunter heben.

Überbackener Rotbarsch

(156 µg Jod)

Zutaten für 1 Portion

150 g Rotbarschfilet (frisch oder TK)
Zitronensaft
150 g Blattspinat (frisch oder TK)
100 g Champignons (frisch oder TK)
½ Zwiebel
1 Knoblauchzehe
1 TL Olivenöl
2 EL saure Sahne
fluoridiertes Jodsalz
Pfeffer

Zubereitung

Das Rotbarschfilet mit Zitronensaft beträufeln und einige Minuten ziehen lassen. Den Spinat verlesen und waschen, tiefgefrorenen Spinat auftauen lassen. Die Pilze putzen, waschen und in feine Scheiben schneiden, tiefgefrorene Pilze auftauen lassen.

Zwiebel und Knoblauchzehe schälen und fein hacken. Den Backofen auf 200 °C vorheizen.

Das Fischfilet in etwas Gemüsebrühe 5 Minuten köcheln lassen. Das Öl in einem Topf erhitzen und die Zwiebel- und Knoblauchwürfel darin goldgelb andünsten. Die Champignonscheiben dazugeben und kurz mitdünsten lassen, danach die Spinatblätter dazugeben und einige Zeit mitdünsten lassen. Bei Bedarf mit der Fischbrühe aufgießen. Mit den Gewürzen abschmecken. Den Fisch in eine Auflaufform geben, mit der Spinat-Pilzmasse übergießen, die saure Sahne glattrühren und über die Spinat-Pilzmasse gießen und 10–15 Minuten im Backofen überbacken.

Goldbarsch in Kräuterkruste mit Ratatouille

(148 µg Jod)

Zutaten für 1 Portion

150 g Goldbarschfilet
1 TL Rotweinessig
fluoridiertes Jodsalz
1 EL Sesam
1 EL gehackte Kräuter (z. B. Schnittlauch, Dill)
1 EL Olivenöl
1 Stück Zucchini
¼ rote Paprikaschote
50 g Aubergine
1 Tomate
½ Zwiebel
1 Knoblauchzehe
1 TL Olivenöl
Pfeffer
Thymian, Majoran

Zubereitung

Das Fischfilet mit dem Essig beträufeln, dem Salz bestreuen und kurz ziehen lassen. Die Sesamsamen und die Kräuter miteinander mischen. Das Fischfilet abtupfen und in der Sesamkräutermischung von beiden Seiten panieren. Das Öl in einer beschichteten Pfanne erhitzen und das Fischfilet darin goldgelb anbraten.
Das Gemüse waschen, putzen und in Würfel schneiden. Die Zwiebel und die Knoblauchzehe schälen und fein hacken. Das Öl in einer Pfanne erhitzen und Zwiebel- und Knoblauchwürfel darin andünsten, die Gemüsewürfel dazugeben und mit den Gewürzen und Kräutern abschmecken, einige Minuten köcheln lassen und bei Bedarf noch Wasser hinzufügen. Das Ratatouille gemeinsam mit dem Fisch servieren.

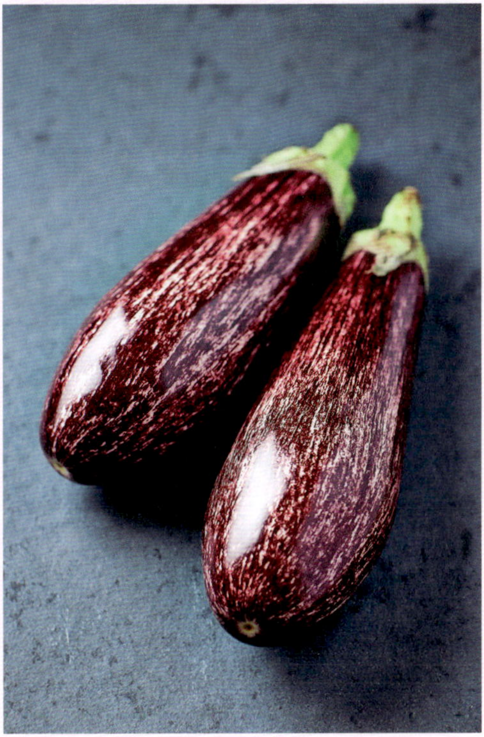

Schellfisch mit Gurkengemüse

(253 µg Jod)

Zutaten für 1 Portion

130 g Schellfisch (frisch oder TK)
fluoridiertes Jodsalz
1 EL Zitronensaft
1 EL Mehl
1 Stück Salatgurke
1 EL Crème fraîche
Pfeffer
1 TL gehackter Dill
1 TL Rapsöl

Zubereitung

Das Fischfilet mit Zitronensaft beträufeln und mit Salz bestreuen. Einige Minuten ziehen lassen. Oder den gefrorenen Fisch auftauen lassen und danach mit Zitrone und Salz behandeln.

Die Gurke waschen, schälen, von den Kernen befreien und in fingerdicke Stücke schneiden. Die Gurkenstücke in wenig Salzwasser bissfest garen. Crème fraîche mit dem Pfeffer und dem Dill glattrühren und unter das Gemüse rühren. Das Fischfilet abtupfen und im Mehl wenden, Öl in einer beschichteten Pfanne erhitzen und das Filet darin anbraten. Zusammen mit dem Gurkengemüse servieren.

Rote Fischpfanne

(179 µg Jod)

Zutaten für 1 Portion

130 g Kabeljaufilet (frisch oder TK)
1 TL Zitronensaft
fluoridiertes Jodsalz
2 kleine Tomaten
½ Zwiebel
1 Knoblauchzehe
1 EL Tomatenmark
1 TL Olivenöl
Pfeffer
Oregano, Majoran, Basilikum

Zubereitung

Das frische Fischfilet mit dem Zitronensaft beträufeln und mit Salz bestreuen, 5 Minuten ziehen lassen. Oder den gefrorenen Fisch auftauen lassen und danach mit dem Zitronensaft und dem Salz behandeln.

Die frischen Tomaten waschen, halbieren, den Stengelansatz entfernen und das Fruchtfleisch in kleine Würfel schneiden. Die Zwiebel und die Knoblauchzehe schälen und fein hacken. Das Öl in einer beschichteten Pfanne erhitzen und die Zwiebel- und Knoblauchwürfel darin goldgelb andünsten, die frischen Tomaten und Tomatenmark dazugeben und mitdünsten. Mit den Gewürzen abschmecken. Den Fisch in grobe Würfel schneiden und in die Tomatensoße legen, abgedeckt bei mittlerer Hitze 5–8 Minuten köcheln lassen. Gleich servieren.

Schlemmertoast „Sylt“

(51 µg Jod)

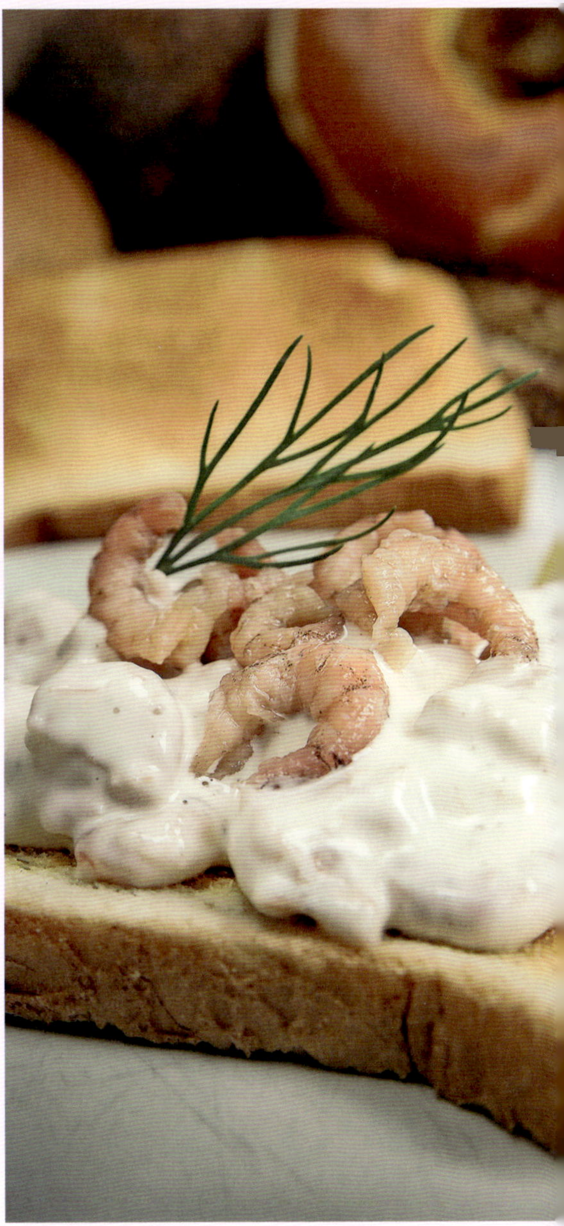

Zutaten für 1 Portion

2 Scheiben Vollkorntoast
4 EL Krabben (Glas)
1 Scheibe geräucherter Lachs
30 g Mozzarella
1 TL Meerrettich
1 EL Schmand
Pfeffer
1 Zweig Dill

Zubereitung

Den Backofen auf 200 °C vorheizen. Die Toastscheiben auf ein Backblech legen. Die Krabben abtropfen lassen, den Lachs in schmale Streifen schneiden. Den Mozzarella abtropfen lassen und in Würfel schneiden. Den Meerrettich mit dem Schmand glattrühren und mit dem Pfeffer abschmecken.

Den Dill waschen und fein hacken. Alle Zutaten miteinander vermengen und auf die beiden Toastscheiben streichen. Die Toasts 10–15 Minuten im Backofen überbacken.

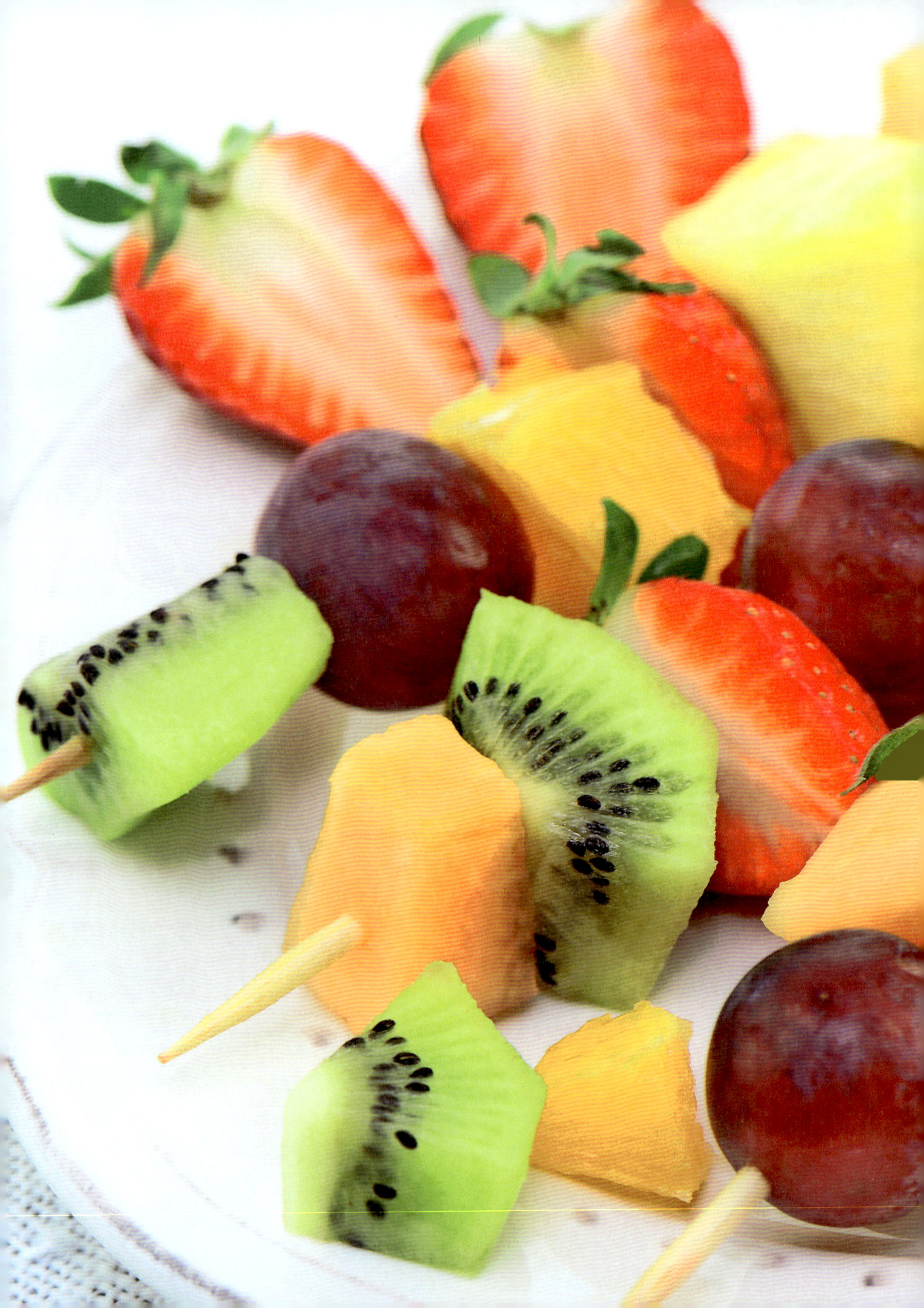

DIE RICHTIGE ERNÄHRUNG BEI SCHILDDRÜSEN-UNTERFUNKTION

Die Schilddrüsenunterfunktion wird erfolgreich behandelt, nun müssten doch so langsam auch die überflüssigen Pfunde wieder verschwinden – das wünschen sich die Betroffenen. Für manche mag das stimmen, aber die meisten kämpfen weiter mit ihrem Übergewicht. Sie müssen sich ernsthaft bemühen, ihre Essgewohnheiten und ihre Lebensweise umstellen, um dauerhaft abnehmen zu können. Wie das geht, erfahren Sie in diesem Kapitel.

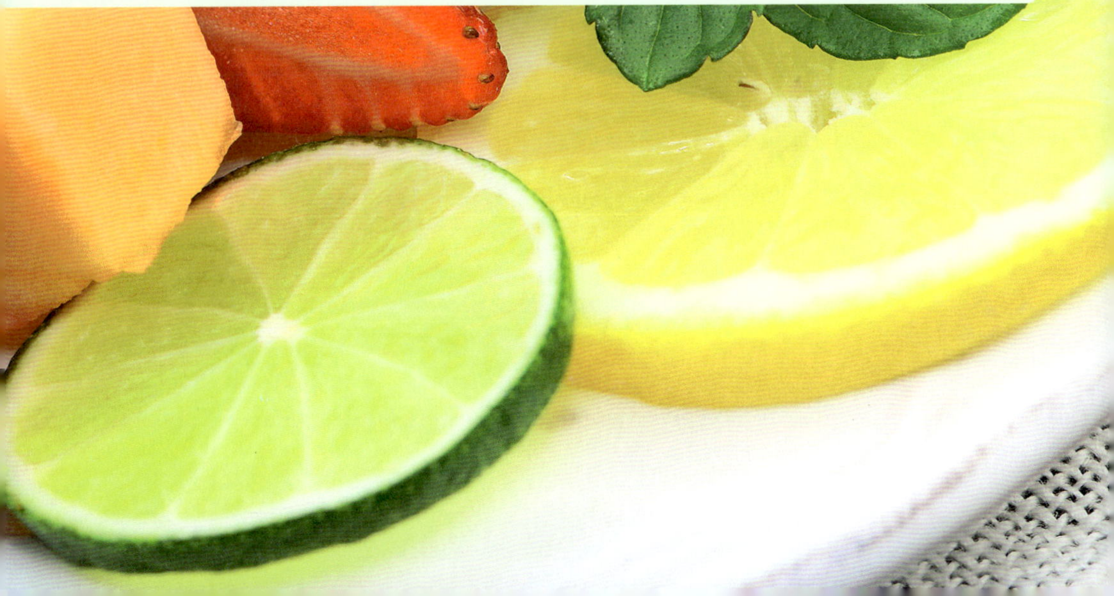

Abnehmen trotz Schilddrüsenunterfunktion

!

Bei einer Unterfunktion der Schilddrüse sinkt der Grundumsatz des Körpers, es werden weniger Kalorien verbrannt und man nimmt zu.

Bei einer Schilddrüsenunterfunktion sind nahezu alle Stoffwechselprozesse des Körpers verlangsamt. Der Körper verbraucht weniger Energie als bei normalem Schilddrüsenhormonspiegel. Da eine Unterfunktion am Anfang oft nicht festgestellt wird, essen die Betroffenen so wie immer – und legen an Gewicht zu. Dazu kommt, dass es bei einer Schilddrüsenunterfunktion zu vermehrter Flüssigkeitseinlagerung in die Zwischenräume zwischen den Organen beziehungsweise den Körperzellen kommt. Das lässt das Gewicht noch weiter steigen.

Wenn das Zunehmen mit der Unterfunktion zusammenhängt, liegt der Schluss nahe, dass das Abnehmen eigentlich ganz von selbst passiert, wenn man die entsprechenden Medikamente nimmt und die Schilddrüse wieder normal arbeitet. Dies ist jedoch leider nur selten der Fall, und zwar vor allem bei jungen Patienten oder Patienten, die vorher nur sehr langsam zugenommen haben. Die meisten müssen sich trotz erfolgreicher Behandlung ernsthaft bemühen und ihre Lebensweise umstellen, um erfolgreich abnehmen zu können. Schließlich fällt das Abnehmen auch gesunden Menschen schwer, vor allem, wenn sie über 30 oder gar über 40 sind. Für Menschen mit Schilddrüsenunterfunktion sind all die natürlichen Regeln des Körpers nicht außer Kraft gesetzt. Sie gelten für sie ganz genauso.

Allerdings ist es jetzt, da Sie medikamentös eingestellt sind, möglich, die überflüssigen Pfunde wieder loszuwerden. Mit Hilfe der Hormone lässt sich der Stoffwechsel wieder auf ein Normalmaß „beschleunigen“, eine Ernährungsumstellung, Bewegung und andere Maßnahmen, die vorher erfolglos waren, lohnen sich nun.

Und es ist wichtig, Übergewicht zu reduzieren, denn es ist auch ein Risikofaktor für Bluthochdruck, Diabetes und Fettstoffwechselstörungen, Gicht, Gelenkerkrankungen bis hin zu manchen Krebsarten.

Abnehmen bei Schilddrüsenunterfunktion
Um bei einer Schilddrüsenunterfunktion erfolgreich abzunehmen, gibt es ein paar grundlegende Verhaltensregeln:

- Schilddrüsenhormone einnehmen
- Geduld haben
- Vom Experten beraten lassen
- Richtig ernähren
- Bewegung

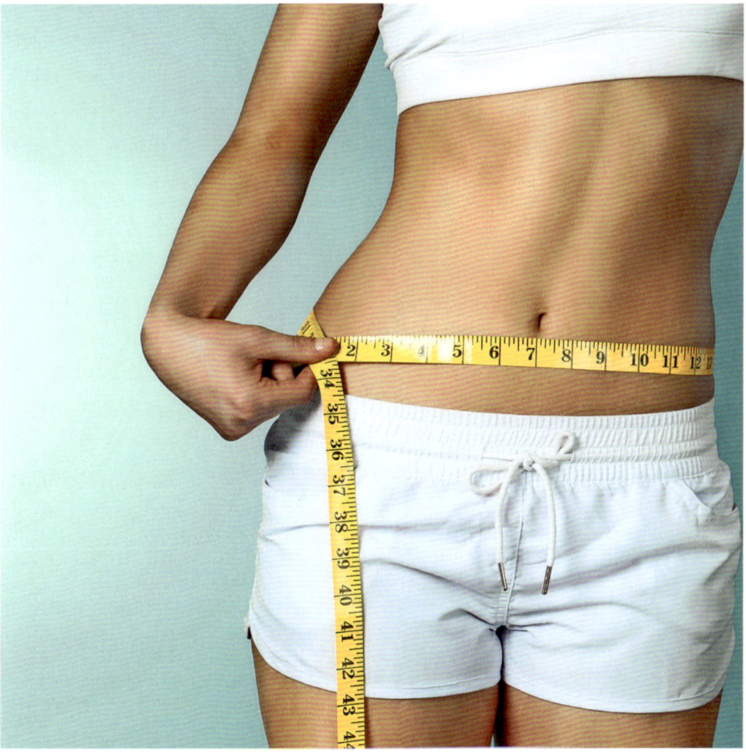

Nur wenn Sie langsam abnehmen, werden Sie Ihr Gewicht auf Dauer los.

Es wird Ihnen also einiges abfordern, Ihr Gewicht wieder in den Griff zu bekommen. Umso mehr, da Sie sich aufgrund der Unterfunktion sowieso häufig nicht so gut fühlen, oft müde und niedergeschlagen sind. Es ist schon für gesunde Menschen schwer, erfolgreich abzunehmen, die Antriebslosigkeit macht es Ihnen nicht leichter.

Es gibt zwei Methoden, die auch für Sie als Patient mit Schilddrüsenunterfunktion gut geeignet sind: Volumetrics und die Reduktion von Zucker. Dagegen sind Crashdiäten oder Fasten besonders für Sie zum Abnehmen gänzlich ungeeignet: Diese Abnehmmethoden sind ohnehin nur von kurzem Erfolg gekrönt, und bei einem verlangsamten Stoffwechsel geradezu Gift. Denn durch die Unterfunktion Ihrer Schilddrüse ist Ihr Stoffwechsel völlig aus dem Gleichgewicht geraten, durch die Medikamente ist er gerade wieder dabei, sich zu regenerieren. Dieser Prozess wird durch extreme Diätformen, bei denen der Stoffwechsel

Muss ich abnehmen?
Wann ist man überhaupt zu dick? Das individuelle Gefühl kann hier trügen, daher gibt es wissenschaftliche Formeln. Lange Zeit war der Body Mass Index (BMI) die Formel der Wahl, doch davon rückt man gerade wieder ab. Gemäß neuen Erkenntnissen ist es viel wichtiger, wo sich das Fett am Körper befindet.

Eine ganz einfache Methode ist die WHtR-Formel. Diese bestimmt den maximalen Bauchumfang (Waist) im Verhältnis (Ratio) zur Körpergröße (Height). Messen Sie also Ihren Taillen- bzw. Bauchumfang in der Höhe des Bauchnabels und dividieren Sie ihn durch Ihre Körpergröße, jeweils in Zentimeter. Daraus ergibt sich die Waist-to-Height-Ratio (WHtR). Der Wert sollte bei Unter-40-Jährigen 0,5 betragen, bei Älteren höchstens 0,6. Eine geringe Abweichung ist noch kein Problem, doch bei größeren Differenzen ist das Risiko für Bluthochdruck, Diabetes, Fettstoffwechselstörungen, Gicht etc. erhöht und Sie sollten Ihr Gewicht reduzieren.

praktisch vollständig heruntergefahren wird, nachhaltig gestört, was fatale Folgen haben kann.

Auf das Volumen kommt es an!

Nach neuesten Erkenntnissen ist das Volumen der Nahrung entscheidend. Die Ernährungsform, die darauf basiert, heißt „Volumetrics“ (Volumetrie = Messung von Rauminhalten). Wenn Sie essen, füllt sich der Magen nach und nach. Rezeptoren messen die Essensmenge und den Druck auf die Magenwand, ab einer bestimmten Füllmenge senden sie Signale an das Gehirn, das Sättigungszentrum wird aktiviert und Sie hören auf zu essen. Wird das Essen verdaut, leert sich der Magen, daraufhin entsteht wieder ein Verlangen nach Essen, Sie werden hungrig.

Je länger Nahrungsmittel im Magen bleiben, umso länger bleiben Sie satt. Daher sättigen größere Mahlzeiten länger als kleine Portionen. Um abzunehmen, ist es also besser, dreimal am Tag eine größere Mahlzeit zu essen statt fünf kleinere Mahlzeiten. Damit bleiben Sie übrigens nicht nur schlank, sondern der Körper hat auch genug Zeit zum Verdauen und kann alle wichtigen Nährstoffe aus den Lebensmitteln ziehen.

Die Sättigungssignale entstehen mehr oder weniger unabhängig davon, wie viel Energie die jeweilige Nahrung enthält, denn 80 Prozent der Sättigung basieren auf dem Volumen und nicht auf dem Kaloriengehalt dessen, was Sie essen. Essen Sie sich also zum Beispiel mit Obst oder Gemüse satt, nehmen Sie etwa 150 Kalorien zu sich. Essen Sie dagegen Schnitzel, haben Sie etwa 550 Kalorien zu sich genommen, wenn Sie satt sind.

> **!**
> Die aktuelle Faustformel für die Berechnung des Kalorienbedarfs lautet:
> 24 kcal x kg Körpergewicht + 30 %.

Dass Gemüse dabei kalorienarm den Magen füllt, wird Sie nicht überraschen. Das sieht beim Brot schon anders aus, es ist zu trocken, um ein günstiger Sattmacher zu sein. Kartoffeln sind da eindeutig besser, denn Gemüse und Obst bestehen zu 90 Prozent aus Wasser, daher machen sie satt. Sogar das Prinzip der Kohlsuppe basiert auf diesem Prinzip. Pur enthält sie zu wenig Eiweiß, doch abgewandelt mit Sojabohnen oder ähnlichen Hülsenfrüchten ist sie ideal zum Abnehmen. Nicht für jeden Tag, da wird sie einem schnell über, doch gegen einen Kohlsuppen-Tag in der Woche spricht nichts.

Eine günstige Energiedichte haben nach dieser Methode zum Beispiel Salat, Gemüse und Obst, Kartoffeln, Reis und Nudeln, bei Fleisch Filet und gekochter Schinken.

Das macht lange satt

- Bananen enthalten viele Ballaststoffe und machen dadurch nachhaltig satt.
- Essen Sie Nudeln aus Hartweizen. Durch seine fest gebundenen Kohlenhydrate steigt der Blutzucker nur langsam an – vor allem sinkt er erst nach 90 Minuten wieder ab.
- Fisch enthält viel Eiweiß (ca. 20 Prozent). Das macht satt. Gut sind hier Fische wie Seelachs oder Zander, denn sie sind fettarm.
- Hafer enthält viele Ballaststoffe. Zusätzlich senkt er nachgewiesenermaßen den Cholesterinspiegel. Am besten ist die Kombination Haferflocken mit Milch und Banane.
- Kühlen Kartoffeln ab, entsteht sogenannte resistente Stärke. Ihr Zucker gelangt nur langsam ins Blut und dadurch bleibt man lange satt.
- Wasserreiche Lebensmittel helfen, gegen den Hunger anzugehen. Empfehlenswert sind Suppen (nicht püriert!) und Gerichte mit wasserreichen Gemüsesorten wie Zucchini oder Möhren.
- Gut ist auch eine Kombination aus kohlenhydratreichen Nahrungsmitteln und Gemüse, zum Beispiel Nudelsalat mit Möhren und Zucchini oder Pellkartoffeln mit Salat und Kräuterquark. Beides ist sättigend und der Quark liefert besonders hochwertiges Eiweiß.

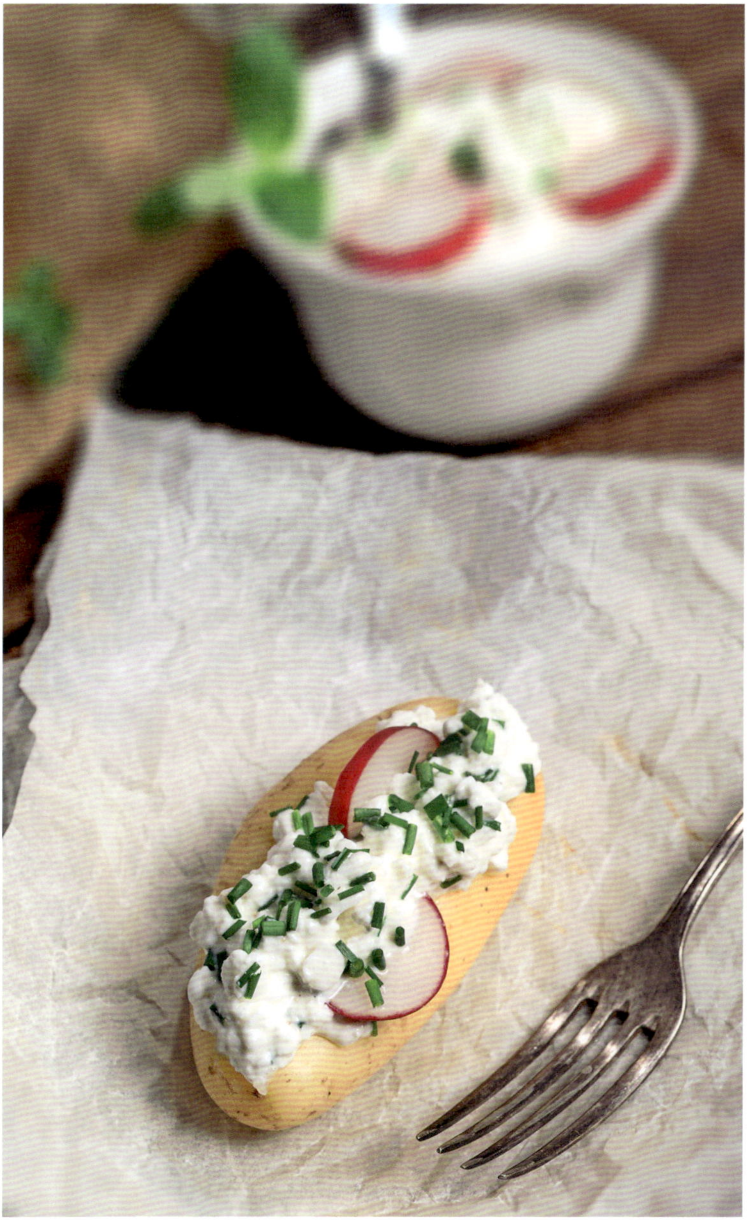

Kartoffeln mit Quark liefern hochwertiges Eiweiß und helfen beim Abnehmen.

Ein moderater Zuckerkonsum für Ihre Figur

Zucker ist nicht gut für die Figur – das ist für Sie sicher nichts Neues. Wenn Sie jeden Tag ein Marmeladenbrötchen frühstücken und mit Keksen und Schokoriegeln den kleinen Hunger zwischendurch stillen, werden Sie eher dicker statt dünner werden.

Doch insbesondere wenn Sie unter einer Schilddrüsenunterfunktion leiden, ist es wichtig, dass Sie Ihren Zuckerkonsum kontrollieren. Denn die Hormone der Schilddrüse beeinflussen auch Ihre Zuckerwerte und Ihren Insulinbedarf. Produziert die Schilddrüse weniger Hormone, wie das bei einer Unterfunktion der Fall ist, läuft der gesamte Stoffwechsel auf Sparflamme, es wird weniger Insulin benötigt. Zuckerhaltige Getränke und kohlenhydrathaltige Lebensmittel können den Blutzuckerspiegel plötzlich ansteigen lassen, es werden große Mengen an Insulin ausgeschüttet. Das kann Ihren Stoffwechsel vollends aus dem Tritt bringen und Ihren Allgemeinzustand verschlechtern.

Der Zuckerstoffwechsel

Kohlenhydrate, unsere wichtigen Energiespender, werden im Körper zu Einfachzuckern (Glukose = Traubenzucker oder Fruktose = Fruchtzucker) abgebaut und gelangen in dieser Form ins Blut. Wie schnell das geschieht, hängt von der „Verpackung" der Kohlenhydrate ab, zum Beispiel davon, ob sie mit einem hohen Anteil an Ballaststoffen verbunden sind oder nicht.

Kohlenhydrate, die den Blutzucker schnell und stark ansteigen lassen, lösen damit eine „überschießende Insulinreaktion" aus, oder anders ausgedrückt, je mehr Zucker ins Blut gelangt, umso mehr Insulin wird ausgeschüttet. Das Insulin verteilt den Zucker auf die Zellen. Wenn alles verteilt ist, aber noch Insulin vorhanden, meint der Körper wieder Zucker zu benötigen und man bekommt Hunger, obwohl im Grunde keine Basis dafür vorhanden ist. Steigt dagegen der Blutzucker nur langsam an und bleibt über einen gewissen Zeitraum erhöht, bleibt dieser Effekt aus, man bekommt keine erneute Hungerattacke.

Die bereits erwähnten Einfachzucker, wie man sie zum Beispiel in Limonade findet, lassen den Blutzucker und folglich Insulin sehr schnell ansteigen. Dasselbe gilt für reine Stärke, zum Beispiel in Kartoffelbrei. Dagegen führt die Kombination Zucker und Fett zu einem langsameren Anstieg des Blutzuckers, weil das Fett die Entleerung des Magens verzögert und damit die Verdauung bremst – so wie dies durch die Ballaststoffe geschieht.

Abnehmen im Schlaf – das geht tatsächlich!

Sie haben sicherlich davon gelesen: Abnehmen soll sogar im Schlaf möglich sein. Ich selbst habe die Erfahrung gemacht, dass es funktioniert. Im Rahmen einer speziellen Ernährungsform musste ich Weizen und Zucker weglassen. Ersteres ist lästig und war meiner Meinung nach nicht wirklich hilfreich. Aber: Als ich keinen Zucker gegessen habe, habe ich tatsächlich „im Schlaf" ein paar Kilos verloren – nicht plötzlich, aber langsam und stetig.

Das Prinzip ist ganz einfach. Wenn Sie Zucker essen, wird das Hormon Insulin ausgeschüttet. Insulin sorgt dafür, dass der Zucker in die Körperzellen aufgenommen und in Energie umgewandelt wird. Außerdem kümmert es sich darum, dass überschüssige Energie gespeichert und Fett nicht abgebaut wird. Insulin löst auch das Hungergefühl aus. Summa summarum: Schüttet Ihr Körper nur wenig Insulin aus, kann er überschüssige Energie nicht so einfach als Hüftgold anlegen. Das ist auch schon das ganze Geheimnis.

Nehmen Sie abends nichts zu sich, was eine Insulinausschüttung hervorruft, dann muss der Körper – über Nacht – an seine Energiereserven ran. Dazu sollten Sie wissen, dass Kohlenhydrate im Laufe der Verdauung zu Zucker abgebaut werden. Daher sind abends nicht nur Süßspeisen und gezuckerte Getränke tabu, sondern auch alle kohlenhydrathaltigen Lebensmittel, wie Brot, Kartoffeln, Nudeln und Reis.

!

2015 empfahl eine neue WHO-Richtlinie, den täglichen Zuckerkonsum auf 6 bis 12 Teelöffel täglich zu beschränken.

Ein mäßiger Zuckerverzehr in Form von gesunden Lebensmitteln ist kein Problem für Ihre Gesundheit und Ihre Figur. Dagegen strapazieren besonders Süßgetränke mit zugesetztem Zucker die insulinproduzierenden Zellen. Sie sättigen nicht und können Übergewicht und Fettleibigkeit verursachen. Sowohl bei Jugendlichen wie auch Erwachsenen erhöhen sie zudem die Gefahr für Diabetes und Herz-Kreislauf-Erkrankungen. Dieses Risiko scheint schon bei einem Süßgetränk pro Tag deutlich zuzunehmen.

Alternative Süßungsmittel

Zucker ist zwar der wichtigste Energielieferant für unser Gehirn und für alle körperlichen Aktivitäten. Doch diese Energie gewinnt der Körper nicht nur aus dem Zucker in Süßspeisen etc., sondern aus allen Kohlenhydraten. Das bedeutet: Im Alltag braucht unser Körper keine Süßigkeiten.

Doch wie gesagt, müssen Sie nicht ganz auf Zucker verzichten. Sie sollten Ihren Zuckerkonsum jedoch deutlich einschränken. Damit der Genuss nicht auf der Strecke bleibt, können Ihnen Ersatzstoffe helfen, von denen es inzwischen eine Auswahl an empfehlenswerten Produkten gibt. Sie sind entweder kalorienfrei oder haben deutlich weniger Kalorien als Haushaltzucker.

Erythrit ist ein kalorienfreier Zucker, der nahezu wie Industriezucker verwendbar ist. Er ist im Handel unter der Bezeichnung Sukrin oder Sucralose erhältlich und vor allem über das Internet zu beziehen. Eine neue Studie zeigt, dass er eine kariesvorbeugende Wirkung hat. Allerdings ist er zurzeit noch deutlich teurer als normaler Zucker.

Xylit ist auch unter den Bezeichnungen Xylitol oder Birkenzucker zu kaufen. Er hat 40 Prozent weniger Kalorien als Zucker und schützt in gewissem Umfang vor Karies.

Stevia ist ein natürlicher, kalorienfreier Zuckerersatz, der aus der Pflanze Stevia rebaudiana Bertoni hergestellt wird. Stevia ist eine blattreiche, krautige Staudenpflanze, die in Südamerika in subtropischen Breiten vorkommt. Sie stammt aus dem Hochland von Amambay in Paraguay und wurde zuerst dort und auch in Brasilien kultiviert. Die dort heimischen Guarani-Indianer schätzen die Pflanze seit einem halben Jahrtausend wegen des süßen Geschmacks ihrer Blätter – augenscheinlich ohne negative Folgen. In Südamerika werden die getrockneten Blätter traditionell auf den Wochenmärkten angeboten.

!

Stevia hat eine sehr hohe Süßkraft. Tasten Sie sich an die passenden Mengen langsam heran. Es ist praktisch kalorienfrei und verursacht keine Karies.

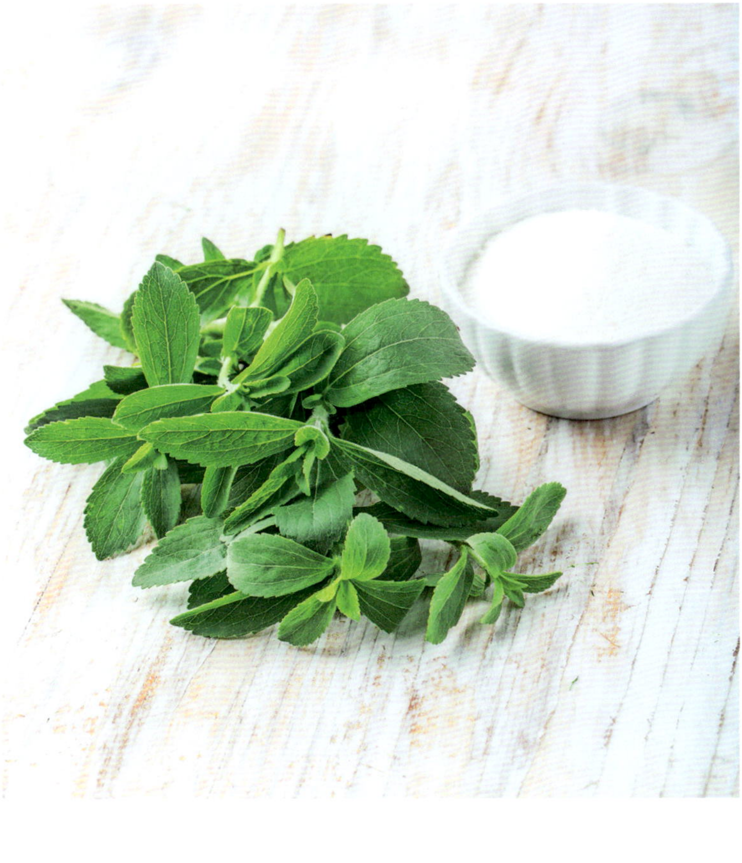

Stevia ist ein natürlicher, kalorienfreier Zuckerersatz.

Der große Vorteil von Stevia ist, dass man es inzwischen nahezu überall bekommt, im Bioladen, im Supermarkt und beim Discounter. Es ist als Pulver, Tabletten und in flüssiger Form zu kaufen. Außerdem gibt es viele Produkte, die mit Stevia gesüßt sind, wie Süßigkeiten oder Joghurt. In entsprechenden Kochbüchern und im Internet finden Sie zahlreiche Rezepte und Anregungen, wie Sie mit Stevia die verschiedensten Gerichte zubereiten können.

Lassen Sie sich von Ihrem Arzt beraten

Wenn Sie sich aufgrund Ihrer Schilddrüsenunterfunktion behandeln lassen, sollten Sie mit Ihrem Arzt über Ihr Gewicht sprechen. Er kann Ihnen Hinweise geben, wie viel Sie abnehmen sollten und ob Sie dabei etwas beachten müssen. Denn hier spielt zum einen das Ausmaß des Übergewichts eine Rolle, aber auch Ihr Alter und Ihre gesundheitliche Verfassung, also weitere bestehende Erkrankungen.

LECKERE SÜSSE REZEPTE MIT WENIG ZUCKER

Ludmillas Apfelkuchen

Zutaten für 1 Kuchen

3 Äpfel (entsprechen ca. 400 g)
3 Eier
170 g Erythrit
1 Messerspitze Vanillemark
160 g Mehl
½ Päckchen Backpulver
Zimt zum Bestreuen
2 EL Magerquark

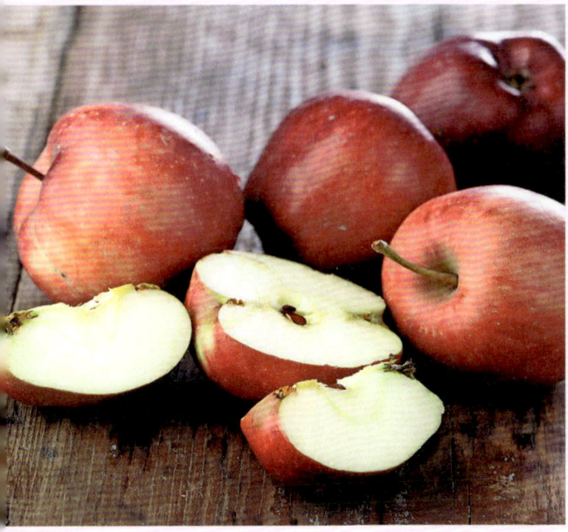

Zubereitung

Den Backofen auf 175 °C vorheizen.

Äpfel waschen und entkernen. Einen Apfel in Spalten, restliche Äpfel klein schneiden. Eier trennen. Eiweiß mit 2 EL Wasser und einer Prise Salz steif schlagen. Eigelb mit Erythrit, Vanillemark und 2 EL Wasser schaumig rühren. Mehl, Backpulver, Zimt und Magerquark einarbeiten und alles zu einem glatten Teig rühren. Apfelstücke und zum Schluss das Eiweiß unterheben.

Teig in eine Springform gießen und mit den Apfelspalten belegen. Alles mit Zimt bestreuen und im Ofen 40–45 Minuten backen. Der Kuchen sollte schön aufgehen, die Äpfel sollten etwas versinken und goldgelb werden. Den Kuchen nach dem Herausnehmen abkühlen lassen und frisch genießen.

TIPP

Sie können bei den folgenden Rezepten Zucker durch Erythrit ersetzen. In der Regel brauchen Sie etwas mehr davon, da seine Süßkraft geringer ist als die von Zucker.

Apfelkekse

Zutaten für 40 Kekse

80 g Zucker
½ TL Vanillemark
2 Eier
100 g Butter
250 g Mehl
½ Päckchen Backpulver
2 Äpfel

Zubereitung

Den Backofen auf 200 °C vorheizen.
Zucker mit Vanillemark, Eiern und Butter verrühren. Mehl mit Backpulver mischen und darunter rühren. Äpfel waschen, vom Kerngehäuse befreien, in kleine Stücke schneiden und unter den Teig mischen.
Den Teig mit einem Kaffeelöffel häufchenweise auf ein mit Backpapier belegtes Blech setzen und die Kekse auf der mittleren Schiene ca. 10 Minuten backen. Vorsicht, sie werden schnell dunkel! Nach dem Abkühlen im Kühlschrank aufbewahren.

Apfelschichttörtchen

Zutaten für 7 Törtchen

3 Eier
1 Prise Salz
150 g Zucker
abgeriebene Schale von ½ Zitrone
200 g Mehl
3 gestrichene Kaffeelöffel Backpulver
1–2 TL Agar-Agar oder Gelatine
60 g Zucker
750 g säuerliche Äpfel (Boskop)
250 g Magerjoghurt
½ TL Zimtpulver
Puderzucker oder Schokostreusel nach Bedarf
Fett für das Blech

Zubereitung

Den Backofen auf 175 °C vorheizen.
Die Eier trennen. Eiweiß mit 4 EL Wasser und Salz steif schlagen und beiseite stellen. Eigelb mit Zucker und Zitronenschale schaumig schlagen, bis das Ganze eine weißliche Farbe annimmt. Mehl mit dem Backpulver unter die Eigelbmischung rühren. Den Eischnee vorsichtig unterheben.
Ein Blech mit Backpapier auslegen und das Backpapier einfetten. Den Biskuitteig auf das Backpapier streichen (Masse reicht für gut ein halbes Blech) und ca. 15 bis 20 Minuten backen. Herausnehmen, abkühlen lassen und in gleich große Vierecke schneiden.
Für die Füllung Agar-Agar in 100 ml Wasser auflösen und die Mischung abkochen, Zu-

cker darin auflösen, das Ganze vom Herd nehmen und abkühlen lassen. Äpfeln waschen, entkernen und auf einer Gemüsereibe raspeln. Mit Joghurt und Zimt vermischen und das aufgelöste Agar-Agar vorsichtig unterheben. Die Mischung noch etwas abkühlen und fest werden lassen. Apfelmischung auf eine Biskuitscheibe streichen und eine zweite Biskuitscheibe darauf legen. Falls ausreichend Füllung vorhanden ist, kann sie auch auf dem oberen Biskuit verteilt werden. Ansonsten werden die Törtchen mit Puderzucker oder Schokoladenstreusel bestreut.

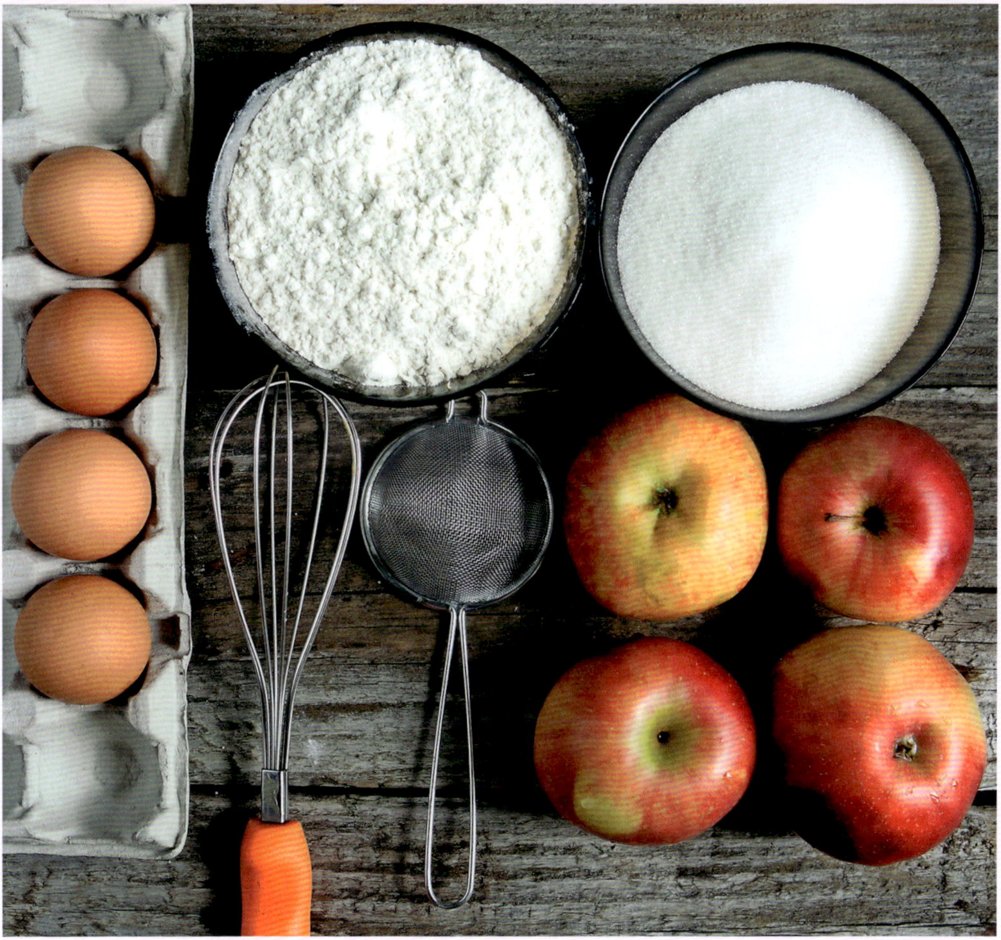

Das hilft beim Abnehmen

Es gibt jede Menge Tipps, wie Sie besser und schneller abnehmen können. Nicht alle funktionieren bei jedem, daher seien Sie nicht frustriert, wenn es nicht auf Anhieb klappt. Hier finden Sie eine Reihe von Vorschlägen. Probieren Sie aus, was Sie anspricht – und bleiben Sie dran, wenn es Ihnen hilft!

- Wenn Sie der Meinung sind, ohnehin nicht viel zu essen, und trotzdem dicker zu werden, nehmen Sie sich die Zeit, ein Essensprotokoll anzulegen. Schreiben Sie minutiös alles auf, was Sie im Laufe des Tages zu sich nehmen – auch die kleinste Praline zwischendurch. Dann ergänzen Sie die Kalorien, entsprechende Tabellen finden Sie in Büchern und im Internet. Sie werden staunen und sehen, wo Sie einsparen können.
- Eine Weile zu hungern und die Essensmengen zu reduzieren, nützt wenig. Um abzunehmen, müssen Sie dauerhaft Kalorien einsparen, also Ihre Essgewohnheiten umstellen. Frisches Gemüse ist ideal, denn es enthält viele Ballaststoffe, viele lebensnotwendige Vitamine und Mineralstoffe, viel Volumen und dabei wenig Kalorien. Gemüse können Sie auf vielerlei Weise gesund zubereiten, mit wenig Fett und leckeren Kräutern. Sahnesoßen oder Mehlschwitzen brauchen Sie nicht.
- Einen Teller Suppe mit Gemüsestückchen oder eine kleine Portion Salat vor der Hauptmahlzeit macht schon ein wenig satt. Sie werden bei der Hauptmahlzeit weniger essen.
- Essen Sie vollwertige Speisen. Nach Möglichkeit Vollkornbrot, Vollwertreis, Vollkornnudeln und nicht zu süßes Müsli.
- Trinken Sie keine Softdrinks, nur ungezuckerte Tees und Fruchtsäfte als Schorlen. Obstsäfte – so gesund sie sind – können durchaus 120 Kilokalorien pro Glas bringen. Am besten stillen Sie Ihren Durst mit Wasser. Trinken kann übrigens nur kurzzeitig über Hungergefühle hinweghelfen, denn Flüssigkeiten sättigen nicht. Ein halber Liter verlässt den Magen schon nach 20 Minuten.

- Machen Sie sich eine Liste der Dinge, die Sie sehr gerne tun. Wenn dann der Appetit auf eine kalorienreiche Zwischenmahlzeit kommt, nehmen Sie sich vor, 20 Minuten zu warten – und widmen sich stattdessen einer geliebten Tätigkeit. Der Appetit ist danach vermutlich verschwunden.
- Geben Sie die Portion, die Sie essen möchten, in der Küche auf den Teller – nicht mehr. Verwenden Sie kleine Teller und kleine Servierlöffel. Sind die Teller rot gefärbt, isst man übrigens automatisch weniger.
- Lagern Sie verführerische Lebensmittel wie Schokolade nicht im Schreibtisch oder im Wohnzimmer. Besser Sie deponieren die Leckereien weiter entfernt, so dass Sie eine längere Wegstrecke dafür zurücklegen müssen.
- Nehmen Sie sich nicht zu viel auf einmal vor. Identifizieren Sie für sich drei „Gefahrenzonen", in denen Sie oft schwach werden. Diese sollten Sie dann möglichst umgehen. Einige Kekse oder etwas Cola sind doch nicht so schlimm, denkt man oft. Aber zwei Kekse enthalten bis zu 120 Kilokalorien! Das summiert sich!
- Denken Sie nicht daran, was Sie alles nicht essen dürfen. Stellen Sie sich die Vorteile eines neuen Essverhaltens vor: Ich werde weniger wiegen, mich wohler in meiner Haut fühlen, ich werde wieder in meine Lieblingshose passen etc.
- Achten Sie auf kalorienarme Zubereitungsarten: mit wenig Wasser bzw. wenig Fett garen und anbraten, im Bratschlauch oder im Tontopf garen, dämpfen, dünsten, schmoren oder grillen. Beschichtete Pfannen sorgen dafür, dass Schnitzel und Co. auch mit wenig Fett knusprig wird. Ein Wok bündelt auf einer kleinen Bodenfläche die Hitze und leitet sie gemäßigt an die ausladenden Wände weiter. Aufgrund der hohen Temperaturen im Zentrum ist die Garzeit sehr kurz, Mineralstoffe und Vitamine bleiben erhalten und Sie kommen mit einem Minimum an Fett aus.

!

Quälen Sie sich nicht! Wenn Sie ohne Schokolade oder Chips nicht leben können, gönnen Sie sich pro Woche eine kleine Ration – die genießen Sie dann ohne schlechtes Gewissen.

- Ändern Sie nicht nur Ihr Essverhalten, sondern bewegen Sie sich auch mehr. Studien zeigten, dass Personen, die mit Diät plus Sport abnahmen, etwa 20 Prozent mehr an Gewicht verloren und es auch besser halten konnten als Menschen, die nur eine Diät machten. Mehr dazu lesen Sie im nächsten Abschnitt.
- Sie müssen nicht alles aufessen, was auf den Tisch kommt. Kauen Sie langsam und gründlich und hören Sie auf zu essen, wenn Sie satt sind. Vergessen Sie nicht: Es dauert 20 Minuten, bis das Gehirn registriert, dass Sie satt sind. Bewusstes Essen hilft, weniger zu essen. Das, was Sie essen, sollten Sie wirklich genießen und nicht in sich hineinschlingen. So macht das Essen mehr Spaß und es fördert das Sättigungsempfinden.
- Fast Food ist in der Regel zu fett, zu süß und zu salzig – auch das hilft nicht beim Abnehmen. Greifen Sie lieber zu einer Banane oder anderem Obst, das können Sie ebenfalls schnell essen und landet nicht auf den Hüften.
- Vermeiden Sie Alkohol, denn dieser ist zum einen sehr kalorienreich, zum anderen macht er große Lust auf ungesunde Snacks. Ein Gramm reiner Alkohol schlägt mit 7 Kalorien zu Buche. Das entspricht fast dem kalorienreichen Fett (ca. 9 kcal pro Gramm). 20 Gramm purer Alkohol sind zum Beispiel in einem halben Liter Bier oder einem viertel Liter Wein bzw. in drei Gläsern Schnaps enthalten.
- Zu viel Stress und zu wenig Schlaf machen Ihnen das Abnehmen schwer. Besonders Schlafmangel ist ein echter Figurkiller. Denn nachts bildet sich das Hormon Leptin, das dem Körper Sättigung signalisiert. Daher bekommen wir in der Nacht keinen Hunger. Schläft man allerdings nicht ausreichend, produziert der Körper das Gegenhormon Ghrelin. Es sorgt im Gehirn für die Bildung von kleinen Eiweißmolekülen, die appetitanregende Wirkung haben. Leptin unterdrückt die Ausschüttung der appetitanregenden Eiweißmoleküle und regt

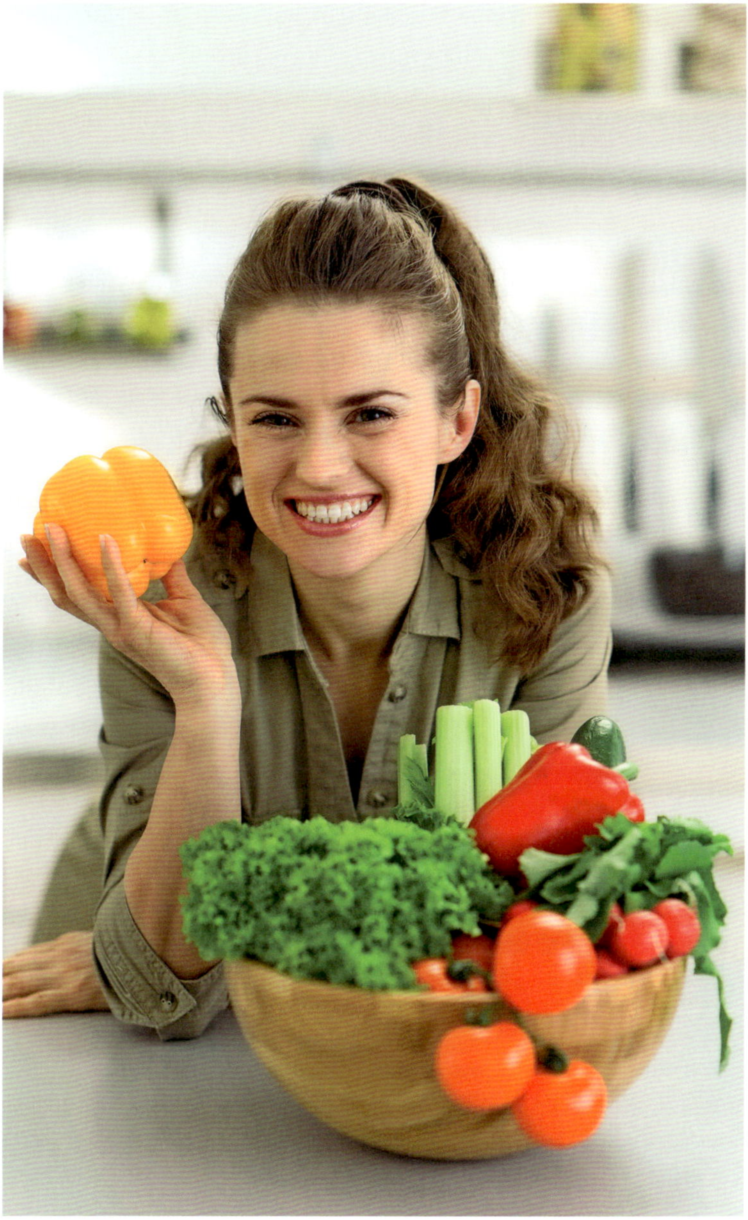

Viel Obst und Gemüse sind die Grundpfeiler einer erfolgreichen Gewichtsreduktion.

die Bildung von appetitzügelnden Botenstoffen an. Dadurch vermittelt es ein Sättigungsgefühl. Je kürzer also der Nachtschlaf ist, desto weniger Leptin und umso mehr Ghrelin befindet sich im Körper. Tagsüber haben Sie mehr Appetit und essen daher mehr – eine schlechte Basis für eine gute Figur.

Langsam und nachhaltig abnehmen

Um erfolgreich und auf Dauer abzunehmen, brauchen Sie Geduld. Denn soll die Gewichtsabnahme stabil sein, braucht der Körper Zeit. Er ist so angelegt, dass er sich gegen einen Gewichtsverlust wehrt – ein Überbleibsel aus der Steinzeit oder noch früher: Damals war es für Menschen überlebenswichtig, ihr Gewicht möglichst stabil zu halten beziehungsweise Gewichtsverluste schnell wieder ausgleichen zu können. Diese Eigenschaft hat sich der Körper bewahrt.

Das ist auch der Grund dafür, dass Crash-Diäten, die schnell die Kilos purzeln lassen, unsinnig sind. Denn nach einiger Zeit wiegen Sie wieder genauso viel wie vorher, oft sogar noch mehr, weil der Körper sich für die nächste „Hungerzeit" rüstet.

Beim Abnehmen spielt das Bauchfett eine besondere Rolle. Es ist eine Art Chemiefabrik, die den ganzen Körper mit Giften überschwemmt: Die Fettzellen im Bauchraum erzeugen besonders viele schädliche Hormone, die den gesamten Stoffwechsel beeinflussen. Sie treiben die Blutfettwerte, den Blutzucker, den Blutdruck und den Cholesterinspiegel in die Höhe – entscheidende Risikofaktoren für Herzgefäßerkrankungen.

Die gute Nachricht ist: Auch wenn es generell schwierig ist abzunehmen – das Bauchfett werden Sie am leichtesten los. 5 bis 10 Prozent weniger Körpergewicht verkleinert sein Volumen bereits um ein Drittel – und damit verringern sich die Risiken deutlich.

Bewegung hilft beim Abnehmen und macht gute Laune

Um abzunehmen, müssen Sie mehr Energie verbrauchen, als Sie Ihrem Körper zuführen. Dies ist ohne ausreichend Bewegung kaum zu erreichen. Sport erhöht auf Dauer den Grundumsatz, denn jede Bewegung hat mehr trainierte Muskulatur zur Folge, die mehr Kalorien verbraucht als Fettpölsterchen – selbst wenn man sich nicht bewegt.

Mit Sport erhöhen Sie aber nicht nur den Kalorienverbrauch, er hat noch weitere Vorteile für die Gesundheit: Er stärkt das Herz, reguliert den Blutdruck und hebt die Laune, wirkt also gegen depressive Verstimmungen. Die Hormondrüsen werden besser durchblutet und funktionieren besser, was sich auch positiv auf die Produktion der Schilddrüsenhormone auswirken kann.

Wenn Sie bisher wenig oder gar keinen Sport betrieben haben, besprechen Sie mit Ihrem Arzt oder einem Sporttherapeuten, welcher und wie viel Sport Sie beim Abnehmen am besten unterstützt. Dafür sind Ihr aktueller Fitnesszustand, eventuelle Begleiterkrankungen sowie gesundheitliche Probleme, die eventuell durch Übergewicht bedingt sind (z. B. Knieschäden), wichtig.

Ein sehr wichtiger Aspekt ist auch, dass Ihnen die gewählte Bewegungsform Spaß macht. Denn nur wenn die Bewegung Ihnen Freude bereitet, werden Sie auf Dauer dabeibleiben. Einzelaktionen bringen nicht den gewünschten Effekt, die Menge macht's. Im Urlaub wandern zu gehen und sich sonst nur mit dem Auto fortzubewegen, bringt nicht viel. Aber wenn Sie jeden Arbeitstag die vier Treppen zum Büro zu Fuß anstelle mit dem Aufzug bewältigen, verbrauchen Sie über das Jahr rund 6000 Kilokalorien. Das entspricht fast einem Kilo Fettgewebe.

Mehrmals in der Woche eine halbe Stunde Bewegung – damit bauen Sie auch Ärger und Stress ab. Dabei sind keine sportlichen Höchstleistungen gefragt, sondern das Gegenteil: Ausdauersportarten wie kontrolliertes Gehen (Walking), Wandern, Radfahren,

Schwimmen, Tennis, Gymnastik oder Skilanglauf sind ideal zum Abnehmen.

!

Nehmen Sie sich vor, 10.000 Schritte am Tag zu gehen. Die Bewegung tut Ihrem Körper und Ihrer Seele gut.

Experten empfehlen, täglich 10.000 Schritte zu gehen. Das sind etwa 5 Kilometer und eine ganze Menge, aber als Richtlinie sehr hilfreich. Besorgen Sie sich einen Schrittzähler, stecken Sie ihn in die Hosentasche und es kann losgehen. Jeder Schritt zählt, auch der Weg zum Bäcker, und es motiviert Sie, das Auto öfter einmal stehen zu lassen. 10.000 Schritte, das sind rund 2,5 Stunden Bewegung pro Woche oder eben 30 Minuten pro Werktag. Wenn Sie das nicht immer schaffen, ist es nicht schlimm. Aber 10.000 Schritte am Tag sind ein Ziel, das für jeden zumindest hin und wieder erreichbar ist.

Ernährungs- und Bewegungstagebuch

Ein Ernährungstagebuch gibt Aufschluss über Ihre Essgewohnheiten, über versteckte Dickmacher und Lieblingsgerichte, auf die Sie auf keinen Fall verzichten möchten – sowie über Ihre durchschnittliche tägliche Kalorienzufuhr. Mit einem Bewegungstagebuch behalten Sie den Überblick über Ihr Fitnessprogramm und können sich über Ihre Erfolge freuen. Notieren Sie in der Tabelle, wie aktiv Sie an jedem Tag waren, so erkennen Sie, wo es noch Lücken gibt und sehen gleichzeitig, was Sie schon erreicht haben. Das motiviert zu noch mehr Bewegung!

Tagebücher zum Ausdrucken finden Sie problemlos im Internet.

Mineralstoffe und Vitamine bei Schilddrüsenunterfunktion

Im vorigen Kapitel haben Sie gesehen, dass Jod für die Schilddrüse unverzichtbar ist. Doch eine gut funktionierende Schilddrüse braucht noch mehr. Damit sie optimal arbeiten kann, sind auch bestimmte Mineralstoffe und Vitamine sowie weitere Substanzen wichtig, die in unserer Nahrung enthalten sind.

Unter den Mineralstoffen müssen insbesondere die Spurenelemente Selen, Eisen, Kupfer, Zink und Mangan ausreichend im Körper vorhanden sein, um die Drüse bei der Arbeit zu unterstützen. Vor allem bei Selen und Eisen gilt es dabei einiges zu beachten.

Selen ist unverzichtbar für die Schilddrüse

Die Schilddrüse ist das selenreichste Organ des menschlichen Körpers. Sie benötigt mit 600 bis 1240 µg/kg mehr von dem Spurenelement als zum Beispiel die Niere oder die Leber. Jod in Kombination mit ausreichend Selen kann möglicherweise sogar so gut helfen, dass man kein künstliches Schilddrüsenhormon benötigt. Dann sollten die Symptome der Schilddrüsenunterfunktion abklingen. Eine solche Therapie sollten Sie jedoch nicht ohne ärztliche Begleitung machen.

> **!** Selen ist für die Funktion der Schilddrüse unverzichtbar. Es ist an der Bildung der Schilddrüsenhormone beteiligt.

Selen ist ein lebensnotwendiges Spurenelement, das der Körper für die Bildung antioxidativ (gegen Sauerstoffanlagerung) wirkender Enzyme benötigt. Ein Mangel an Selen führt zu einer erhöhten Häufigkeit von Autoimmunerkrankungen der Schilddrüse. Lassen Sie bei Schilddrüsenproblemen also auch den Selenstatus Ihres Körpers überprüfen. Wird dabei ein Mangel festgestellt, sollten Sie zunächst versuchen, ihn mit natürlichem Selen, sprich selenhaltigen Lebensmitteln zu beseitigen.

Reich an Selen sind tierisches Eiweiß in Schweinefleisch, Innereien und Fisch. Es befindet sich aber auch in Nüssen und

Steinpilzen. In pflanzlichen Lebensmitteln ist der Selengehalt bei uns relativ gering, da die Böden in Europa selenarm sind.

Die Deutsche Gesellschaft für Ernährung geht von einem täglichen Selenbedarf von 60 bis 70 µg bei gesunden Erwachsenen aus. Anhand der folgenden Tabelle sehen Sie, dass Sie diesen Bedarf problemlos mit natürlichem Selen decken können. Übertreiben Sie es jedoch nicht: Wenn Sie zu viel Selen zu sich nehmen, hat es negative Wirkung auf Ihre Gesundheit.

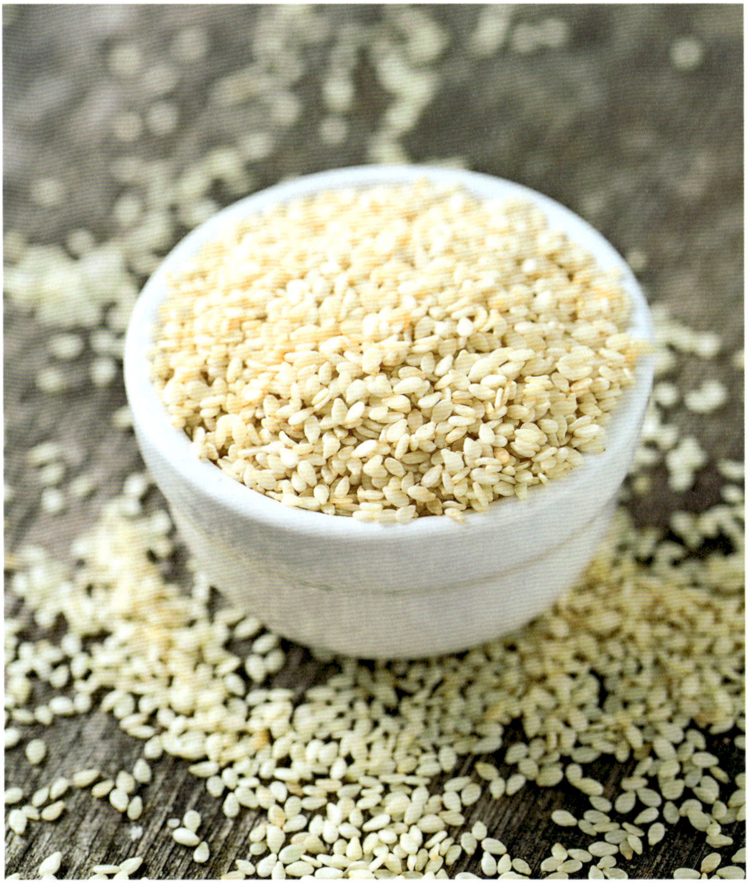

Streuen Sie ab und zu Sesamsamen über ein Gericht – so erhöhen Sie ganz einfach seinen Selengehalt.

Durchschnittlicher Selengehalt selenreicher Lebensmittel

100 g LEBENSMITTEL	µg SELEN
Kokosnuss	810
Sesam	800
Schweineniere	206
Steinpilze	184
Karpfen	7–130
Hummer	130
Paranüsse	103
Languste	99
Sonnenblumenkerne	69
Sojabohnen, Sardinen	60

Die typische Durchschnittsaufnahme für Selen liegt in Europa zwischen 35 und 50 µg/Tag, das ist also etwas weniger als die empfohlenen 60 bis 70 µg/Tag. Der mittlere ungiftige Wert wird mit 800 µg/Tag angegeben. Sie sollten täglich jedoch nicht mehr als 600 µg zu sich nehmen, langfristig sogar nicht mehr als maximal 300 µg, um Vergiftungserscheinungen wie Durchfall, Haarausfall, Veränderungen an den Nägeln, Leberzirrhose und neurologische Symptome zu vermeiden.

Wenn Sie gezielt Selen aufnehmen möchten, gelingt Ihnen das am besten mit Sesam und Kokosnuss in geringen Mengen. Essen Sie täglich maximal einen Esslöffel Kokosflocken oder Sesam, dann sind Sie auf der sicheren Seite.

!

Das essenzielle Spurenelement Selen kann der Körper nicht selbst bilden. Es muss über die Nahrung aufgenommen werden.

Hashimoto und Selen

Falls Sie Selenpräparate einnehmen bzw. einnehmen möchten, sollten Sie dies nur in Absprache mit Ihrem Arzt tun. Das gilt insbesondere, wenn Sie an Hashimoto-Thyreoiditis leiden. Eine

Studie zeigte, dass der Auto-Antikörperspiegel TPO nach drei Monaten Behandlung mit Selen um 36 Prozent sank, das Schilddrüsenultraschallmuster normalisierte sich und die Lebensqualität stieg. Der Effekt ist umso stärker, je ausgeprägter die Aktivität der Antikörper ist. Man vermutet, dass eine oxidative Schädigung der Schilddrüsenzellen sowie die Entzündung des Gewebes durch Selen verringert werden. Ähnliche Effekte beobachtete man auch bei Morbus Basedow.

!

Um den Mineralstoff optimal dosieren zu können erhalten Sie das Präparat selen-loges® in 300-µg-Dosierung (PZN: 02573071) und als 50-µg- (PZN: 08797469), 100-µg- (PZN: 05703367) und 200-µg-Tabletten (PZN: 05703404).

Patienten mit Hashimoto-Thyreoiditis sollten daher dauerhaft mit Selen behandelt werden. Bei erwachsenen Patienten empfiehlt sich eine Aufnahme von 200 µg Selen am Tag (vorzugsweise in Form von Natriumselenit), bei Kindern und Jugendlichen bis 18 Jahren liegt die Dosis bei 100 µg. Die optimale Dosierung hängt von den Blutwerten ab. Auch während der Therapie sollen die Blutwerte regelmäßig kontrolliert werden, um sicherzugehen, dass Sie nicht zu viel Selen aufnehmen.

Vitamin C (Ascorbinsäure) kann die Aufnahme von Natriumselenit reduzieren, das sollten Sie bei der Einnahme beachten. Das bedeutet: Wenn Sie ein Selenpräparat einnehmen, sollten Sie mindestens eine Stunde warten, bis Sie Orangensaft oder andere Vitamin-C-haltige Säfte trinken bzw. Vitamin-C-reiches Obst (Kiwi) oder Gemüse (rote Paprika etc.) essen.

Eisenmangel kann eine Schilddrüsenunterfunktion begünstigen

Eisen ist das Spurenelement, bei dem es am häufigsten zu einem Mangel kommt, und zwar vor allem bei Frauen, die meist weniger Fleisch essen als Männer. Dieser Mangel hat Auswirkungen auf den gesamten Organismus. Im Speziellen verringert er die Effizienz der Schilddrüsenhormonbildung und erniedrigt die zirkulierenden Hormonspiegel von T4 und T3 sowie die T3-Produktion durch die Leber. Ist die Eisenversorgung dagegen optimal, verbessert dies die Schilddrüsenantwort auf die Jodzufuhr und die Jodverwertung. Wie das Ganze genau funktioniert, weiß man allerdings noch nicht.

Die Hauptaufgabe von Eisen ist der Transport und die Speicherung von Sauerstoff im Blut und in den Muskeln, es wird auch für wichtige Hirnfunktionen benötigt. Diesen Aufgaben entsprechend ist der Eisenbedarf am größten, wenn es zu einer schnellen Gewebevermehrung und einem Anstieg der Blutbildung kommt – also im Säuglingsalter, in Kindheit, Jugend, Schwangerschaft.

Ferritin ist der Laborwert für das im Körper vorhandene Speichereisen. Liegt er bei Erwachsenen unter 20 µg/l Serum, sollte bei der Behandlung von Schilddrüsenerkrankungen und Jodmangelkropf auch Eisen zugeführt werden.

Wie hoch ist der Bedarf an Eisen?

Der Körper hat nur begrenzt Möglichkeiten, Eisen auszuscheiden, daher reguliert er die Eisenkonzentration durch die Aufnahme von Eisen. Eisenverluste müssen damit kompensiert und ein Überschuss muss vermieden werden. Hat also die Leber große Eisenvorräte, ist die Aufnahme herabgesetzt. Sind die Eisenvorräte dagegen erschöpft oder stark vermindert, erhöht der Körper die Eisenaufnahme deutlich.

Erwachsene Männer benötigen 10 und Frauen 15 mg Eisen am Tag, Schwangere brauchen 30 und Stillende 20 mg. Frauen verlieren durch die Menstruation etwa 12 mg Eisen, was ihren höheren Bedarf erklärt.

Größere Mengen benötigen Patienten mit bestimmten Krankheitsbildern: bei einer Eisenaufnahmestörung durch zu wenig Magensäure; bei andauernden Blutungen des Magen-Darm-Trakts, zum Beispiel bei Magengeschwüren, Colitis ulcerosa oder Morbus Crohn sowie bei Infektionen, Tumorerkrankungen und operativen Eingriffen; bei Einnahme von Antibiotika und Antazida (gegen Magenübersäuerung).

Eisenreiche Lebensmittel mit guter Verfügbarkeit

100 g LEBENSMITTEL	EISENMENGE IN mg
Bierhefe	18
Pfifferlinge, getrocknet, grüner Tee	17
Weizenkleie	16
Schnittlauch	13
Kürbiskerne	12,5
Kalbsniere	12
Rinderniere	11
Hirse, Sesam	10
Amaranth	9
Quinoa	8–10,8
Steinpilze, getrocknet	8,4
Rinderlunge, Leinsamen	8,2
Petersilie, Weizenkeime, Sonnenblumenkerne	8
Schweineniere, Pistazienkerne	7,3
Kichererbsen, Eigelb	7,2
Linsen	6,9
Haferflocken	5,4
Rinder- und Schweineherz	4,3
Vollkornbrot, Rehfleisch	3
Rinderfilet	2,3
Kalb- und Rindfleisch	2,1
Schweinefleisch, Kartoffeln gekocht, mit Schale	1
Hühnchen	0,7

Eisen ist nicht gleich Eisen

In der Tabelle sind besonders eisenreiche Lebensmittel aufgeführt, und zwar solche, welche das Eisen dem Körper sofort zur Verfügung stellen. Produkte wie Schweineleber, die 18 mg Eisen pro 100 g enthält, finden Sie nicht in der Tabelle, da hier das Eisen in der Speicherform Ferritin vorkommt. Das Eisen muss im Darm erst herausgelöst werden, dabei wird es zum großen Teil als unlösliche Eisenverbindung ausgeschieden.

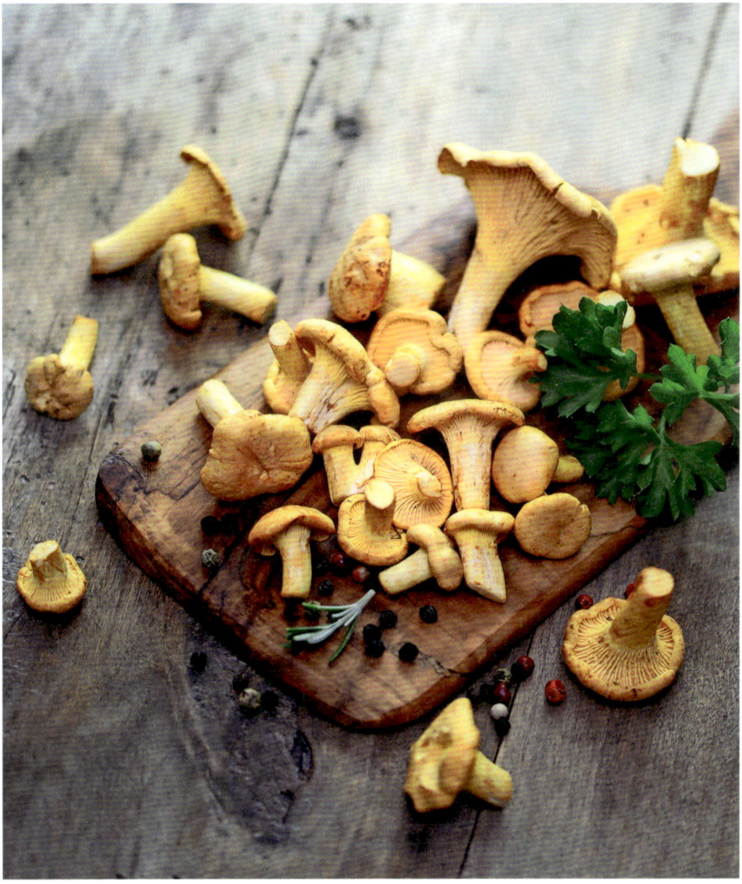

Pfifferlinge sind nicht nur eine Delikatesse, sondern auch reich an Eisen.

Man unterscheidet in erster Linie zwei Eisenvarianten:

- das tierische Eisen-II oder Häm-Eisen, wie es in Fleisch, Wurst, Geflügel und Fisch vorkommt
- das pflanzliche Nicht-Häm-Eisen-III aus Getreide, Obst und Gemüse

Das pflanzliche Eisen-III muss vor der Aufnahme durch den Darm erst zu zweiwertigem Häm-II umgebildet werden, während das Häm-Eisen direkt verwertet werden kann. Entsprechend ist die Aufnahme des Spurenelements: Aus pflanzlichen Lebensmitteln wird Eisen nur zu 3 bis 8 Prozent, aus tierischen zu ca. 23 Prozent aufgenommen. Dies bedeutet für Sie: Wenn Sie wenig Fleisch essen, müssen Sie eine größere Menge an eisenreichen pflanzlichen Produkten mit der Nahrung aufnehmen, als dies bei Fleischprodukten nötig wäre. Dagegen reichen ein bis zwei Fleischmahlzeiten pro Woche, um bei ansonsten ausgewogener Ernährung einem Eisenmangel vorzubeugen.

Wird die Aufnahme von Häm-Eisen durch andere Nahrungsbestandteile kaum beeinflusst, ist die Aufnahme von pflanzlichem Eisen von vielen Lebensmittelinhaltsstoffen abhängig.

Diese Stoffe und Lebensmittel erleichtern die Eisenaufnahme

- Vitamin C (Fruchtsaft, Obst, Gemüse): Mithilfe des Vitamins kann Eisen-III in Eisen-II umgewandelt werden. Damit können Sie die Eisenverfügbarkeit aus pflanzlichen Lebensmitteln bis auf das Siebenfache steigern!
- Fruchtsäuren wie Zitronen- oder Fumarsäure sowie Fruktose
- Aufgetaute Gefrierprodukte
- Milchsaure Lebensmittel (z. B. Joghurt, Sauerkraut, Sauerteigbrot) – Milchsäure kann Eisen-III in Eisen-II überführen
- Pflanzliche und tierische Lebensmittel in Kombination: Dadurch verdoppelt sich die Eisenaufnahme – ein Gericht mit Fleisch bzw. Fisch und Gemüse ist also ideal

Diese Stoffe hemmen die Eisenaufnahme

- Phytinsäure: Man findet sie in Vollkorn- und Sojaprodukten, Mais und Reis. Sie bildet mit Eisen Verbindungen, die vom Körper nicht aufgenommen werden.
- Hohe Kalziumkonzentrationen (z. B. Milch, Milchprodukte)
- Bestandteile des Eigelbs
- Phosphat (z. B. in Cola und Limonaden)
- Ballaststoffe
- Karbonate, Oxalsäure (unter anderem in Spinat, Kakao, Rhabarber, Mangold) und andere Verbindungen aus Reis, Mais, Getreide und Bohnen: Sie binden Eisen sehr fest und können im Dünndarm schlecht aufgespalten werden. Das gilt zum Beispiel für den oxalsäurereichen Spinat. Das daran gebundene Eisen kann vom Körper nicht aufgenommen werden.
- Polyphenole (früher Gerbstoffe genannt) aus Schwarztee und Kaffee. Beide Getränke sollte man bei Eisenmangel frühestens eine Stunde nach der Mahlzeit zu sich nehmen. Auch Hülsenfrüchte wie Soja enthalten Polyphenole, die die Eisenaufnahme hemmen.

Eisen seinerseits reduziert die Aufnahme von Zink, Kupfer und Mangan. Die Aufnahme von Häm-Eisen wird dagegen durch andere Nahrungsbestandteile kaum beeinflusst. Die richtige Auswahl und Kombination der Lebensmittel ist das beste Rezept, um einen Eisenmangel zu verhindern und Eisenpräparate überflüssig zu machen.

Wie häufig sind Mangelerscheinungen?

Kinder und Jugendliche in der Wachstumsphase, Frauen im gebärfähigen Alter und in der Schwangerschaft sowie Vegetarier zählen zu den Risikogruppen für eine unzureichende Eisenversorgung. Entweder haben sie einen erhöhten Bedarf oder sie sind aufgrund ihrer Ernährungsweise dafür prädestiniert, weniger Eisen als empfohlen aufzunehmen.

Veganer, die komplett auf Lebensmittel tierischer Herkunft verzichten, stellen eine besondere Risikogruppe dar. Sie sollten regelmäßig ihren Eisenstatus bestimmen lassen, um einem Mangel rechtzeitig begegnen zu können. Säuglinge und Kinder sollte man nicht vegan ernähren.

Problematisch ist die Eisenzufuhr vor allem bei Frauen im gebärfähigen Alter. Über 75 Prozent von ihnen unterschreiten die Zufuhrempfehlungen. Junge Frauen bis zu ihrem 24. Geburtstag nehmen sogar nur halb so viel Eisen zu sich, wie sie sollten. Im Durchschnitt führen Frauen nur 11,8 mg Eisen pro Tag zu, während Männer 14,4 mg/Tag konsumieren.

!

Eisenmangel hemmt unter anderem den Schilddrüsenstoffwechsel und verringert dadurch die Wirksamkeit von jodiertem Salz.

Bereits eine leichte Unterversorgung führt zu Störungen der Blutbildung, so ist das häufigste Symptom für Eisenmangel Blutarmut. Sie wird meist von einer reduzierten körperlichen und geistigen Belastbarkeit (Konzentrationsschwäche, Lernstörungen) begleitet. Damit in Zusammenhang stehen unspezifische Anzeichen wie Gefühle allgemeiner Abgeschlagenheit, leichte Ermüdbarkeit, Antriebsschwäche, Depressivität, Kreislaufstörungen, Muskelschwäche und Erschöpfung. Außer zur Blutarmut kommt es bei einem tatsächlichen Mangel zu Störungen von Zahn- und Nagelbildung, Haarausfall, Haarwachstumsstörungen, Erkrankung der Mundschleimhaut, verminderter Widerstandskraft, blasser, trockener und rissiger Haut, brüchigen Nägeln und Haaren sowie möglicherweise zum Restless-Legs-Syndrom (RLS). Bei Kindern beobachtet man Appetitlosigkeit, Wachstumsstörungen und verringerte Widerstandskraft gegen Infektionen. Eisenmangel kann auch die Ursache von Juckreiz bzw. von allgemeinem Hautjucken sein.

Ein schwerer Eisenmangel führt zu Mundwinkelrhagaden (Risse im Mundwinkel), Schluckstörungen, Zungenbrennen, brüchigen Haaren und Nägeln, mangelnder Nährstoffversorgung der Zunge sowie der Schleimhäute von Mund und Darm. Kleinkinder mit schwerem Eisenmangel zeigen Verhaltensstörungen wie das Essen von Erde oder Eiswürfeln.

Eisenpräparate

Hält der Arzt ein Eisenpräparat für angebracht, sollte es aufgrund der besseren Verfügbarkeit zweiwertiges Eisen (siehe Beipackzettel) enthalten und möglichst vor dem Schlafengehen eingenommen werden (wenn man es verträgt), da damit die Bioverfügbarkeit optimiert wird. Eine Darstellung der Wirksamkeit einiger Präparate finden Sie im Internet unter www.eiseninfo.de/therapie.htm.

Vitamin A hat einen positiven Einfluss auf die Krankheitssymptome

Vitamin A (Retinol) brauchen wir vor allem für die Sehkraft und eine gesunde Haut, aber auch für die Schilddrüse ist es wichtig. Ein Mangel verstärkt die Auswirkungen eines Jodmangels, deshalb muss das Ziel sein, ausreichend damit versorgt zu sein. Man kennt Vitamin A aus der Werbung auch unter der Bezeichnung „Biosterol".

Vitamin A selbst kommt ausschließlich in tierischen Produkten vor und man führt es über die Nahrung (Leber und andere tierische Produkte) direkt zu. Eine weitere Vitamin-A-Quelle ist seine Vorstufe, das Provitamin A, das im Körper problemlos in Vitamin A umgewandelt wird. Mit den Provitaminen ist keine Überdosierung bzw. Vergiftung möglich, da der Körper sie nur bei Bedarf in das aktive Vitamin umwandelt und die Vorstufe zum Beispiel im Unterhautfettgewebe speichert.

Vitamin A benötigt man nicht nur für die Schilddrüse, wichtig ist es vor allem für die Sehkraft. Außerdem benötigt man es für eine gesunde Haut.

Faktoren, die die verfügbare Vitamin-A-Menge beeinflussen

Im Gegensatz zum Gros der Vitamine wirkt sich mildes Kochen oder Verarbeiten günstig auf die Aufnahme von Vitamin A bzw. dem Provitamin aus. Auch aus Säften und Gemüse wie zum Beispiel Spinat ist es gut verfügbar. Vitamin B2 und B12 sowie Vitamin C verstärken seine Wirkung.

Andere Faktoren wirken dem Vitamin A entgegen: Konservierungsmittel wie Natriumbenzoate, Bromobenzene und Citral, Vitamin-A-Abkömmlinge, die Sauerstoff angelagert haben (oxidierte Vitamin-A-Abkömmlinge), hohe Konzentrationen des Schilddrüsenhormons Thyroxin, Östrogene und hoch dosiertes Vitamin E.

Vitamin A gehört zu den sogenannten fettliebenden Verbindungen und wird gemeinsam mit den Nahrungsfetten aufgenommen. Seine Verfügbarkeit wird durch fettarme Kost, Leberschäden, Störung des Fettstoffwechsels und Gallensäuremangel vermindert. In fettarmen Mahlzeiten wird nur etwa 5 Prozent des enthaltenen Vitamin A aufgenommen, wenn der Fettgehalt der Kost erhöht wird, steigt diese Rate auf bis zu 50 Prozent. Eine normale Vitamin-A-Aufnahme hängt zudem von einer ausreichenden Eiweißversorgung ab und verringert sich erheblich während Infektionskrankheiten.

Wann kommt es zum Vitamin-A-Mangel?

Bei gemischter Kost stellt die Vitamin-A-Versorgung für einen gesunden Mitteleuropäer kein Problem dar, häufig wird die empfohlene Zufuhr sogar überschritten. Dass es selten zu einem Mangel kommt, liegt zum einen an den lang anhaltenden Speichern und zum anderen an der effizienteren Aufnahme des Provitamins, wenn zu wenig Vitamin A vorhanden ist. Tritt dennoch ein Mangel auf, so ist er vor allem bei rein pflanzlicher Kost, Fettmangel in der Nahrung und als Folge von Infektionen zu beobachten. Das Problem ist, dass eine leichte Unterversorgung kaum zu Symptomen führt, also in der Regel nicht erkannt wird. Erste Zeichen eines Mangels sind Lichtscheue und zunehmende Sehschwierigkeiten im Dämmerlicht – beides ist im klinischen Test gut zu erkennen. Es kommt zu einer erhöhten Infektanfälligkeit

!

Vitamin A wird im Körper gespeichert. Die oft hohen und langanhaltenden Speicher befinden sich vor allem in der Leber. Man geht von einer Reservekapazität von etwa einem Jahr aus!

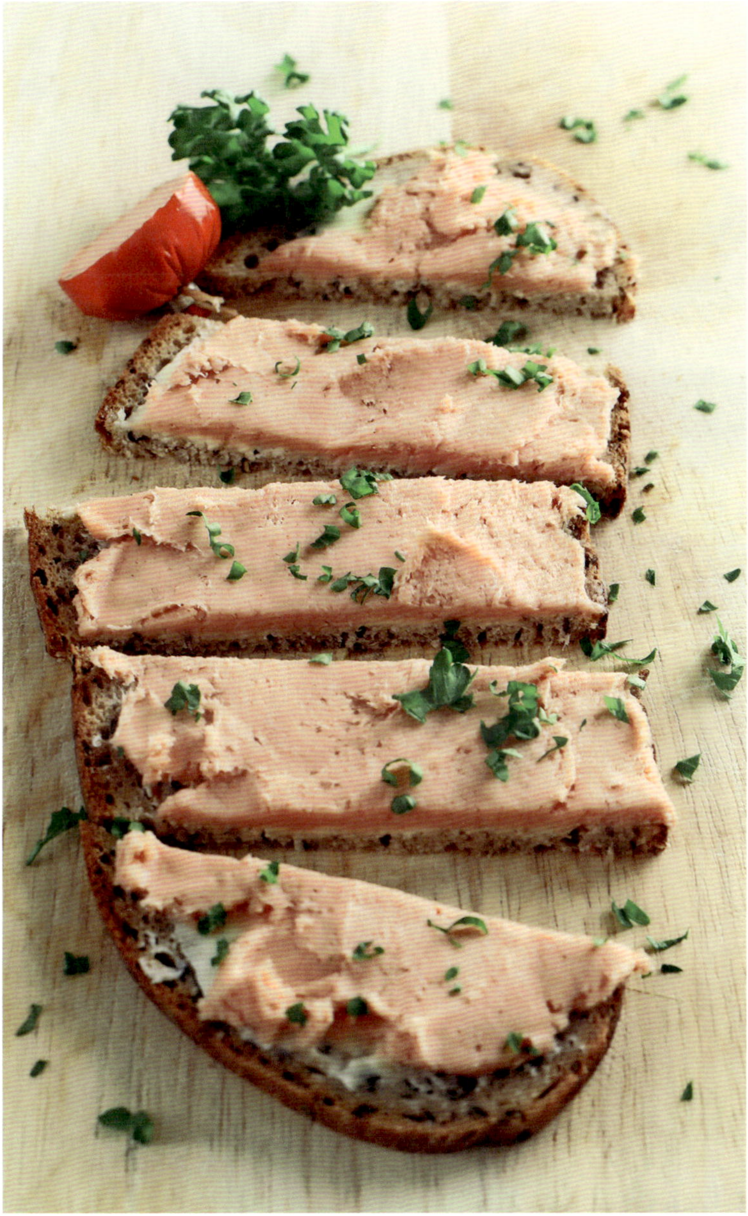

Leberwurst ist nicht jedermanns Sache, sie ist aber besonders reich an Vitamin A.

und häufiger Bronchitis. Verhornungsstörungen führen zu Haarausfall, brüchigen Nägeln, trockener, schuppender Haut und Akne. Die Tränenflüssigkeit ist vermindert, trockene und entzündete Bindehäute gehören zu den Folgen.

Man geht von einem durchschnittlichen Tagesbedarf an Vitamin A bei Erwachsenen von 0,8 mg (Frauen) bis 1,1 mg (Männer) aus. Lebensmittel, die viel davon enthalten, finden Sie in der folgenden Tabelle.

Lebensmittel mit einem hohen Gehalt an Vitamin A

LEBENSMITTEL	100 g mg VITAMIN A BZW. PROVITAMIN A
Schweineleber	33
Lebertran	30
Leberwurst, grob	8,3
Aprikose, getrocknet	5,8
Möhren, frisch	1,5
Pfifferlinge	1,4
Möhren, Dose	1
Aal	1
Hühnereigelb, Grünkohl	0,9
Hagebutte, Spinat, Honigmelone, Fenchel	0,8
Feldsalat	0,7
Butter, Mangold, Chicorée	0,6

Vitamin D ist wichtig für unser Immunsystem

Vitamin D (Calciferol) verändert das Immunsystem positiv. Auf diese Weise wirkt es auf Autoimmunerkrankungen auch der Schilddrüse und hemmt das Fortschreiten dieser Krankheiten, wie zum Beispiel Hashimoto-Thyreoditis.

Etwa die Hälfte der älteren Bevölkerung in Deutschland – vor allem Frauen – weist eine deutliche, klinisch relevante Unterversorgung mit Vitamin D auf. Das ist genau der Personenkreis, der am ehesten mit Schilddrüsenproblemen zu kämpfen hat. Außer seiner Wirkung auf die Schilddrüse gilt das Vitamin vor allem als Knochenstärker und damit zur Vorbeugung von Osteoporose. Außerdem kann Vitamin D in gewissem Umfang vor Diabetes, Herz-Kreislauf-Erkrankungen, Muskelschwäche, Krebs und Depressionen schützen. Um seine Fähigkeiten nutzen zu können, muss man einiges von seinen unüblichen Eigenschaften wissen.

Wozu braucht man Vitamin D?

Neben seiner positiven Wirkung auf die Schilddrüse besteht die wichtigste Aufgabe des Vitamins darin, einem Absinken der Kalziumkonzentration im Blut entgegenzuwirken und dessen Einlagerung in die Knochen zu steuern. Auch sorgt es für eine ausreichende Aufnahme von Kalzium und Phosphat aus dem Dünndarm und steuert den Phosphathaushalt. Für die Bildung der Knochen und der Zähne ist Vitamin D unbedingt erforderlich.

Auch auf das körpereigene Abwehrsystem wirkt Vitamin D regulierend und es beeinflusst die Bildung der Haare und Haut. In Verbindung mit und ohne Kalzium (aus Milch und ihren Produkten) hat es eine Schutzwirkung gegenüber Krebs.

Bereits seit einiger Zeit weiß man, dass ein Vitamin-D-Mangel das Risiko für Typ-1- und Typ-2-Diabetes erhöht, insbesondere bei Übergewicht. Das wertvolle Vitamin soll auch noch vor Bluthochdruck schützen und sich positiv auf das Herz-Kreislauf-System auswirken.

Aber damit nicht genug: Britische Wissenschaftler fanden einen Zusammenhang zwischen Vitamin-D-Mangel und dem Rückgang der Hirnleistung. Je niedriger der Vitamin-D-Spiegel im Blut der knapp 2.000 Studienteilnehmer über 65 Jahren war, desto schlechter waren die Denkleistungen in entsprechenden Tests. Auch Ohrensausen wird mit einem Vitamin-D-Mangel in Verbindung gebracht.

!

Im Sommer werden etwa 90 Prozent des Vitamin-D-Bedarfs über die Sonne gedeckt, da die meisten Menschen sich die erforderliche Zeit im Freien aufhalten.

Ab in die Sonne!

Vitamin D wird nicht nur über die Nahrung aufgenommen, unser Körper kann es mit Hilfe von Sonnenlicht selbst bilden, und zwar in der Haut. Dies unterliegt allerdings starken Schwankungen, je nach Tageszeit, Breitengrad und Jahreszeit. Denn die entsprechenden Wellenlängen des Sonnenlichts, die eine Vitamin-D-Bildung ermöglichen, werden jenseits des 40. Breitengrades – also bei uns – im Winter durch die schräge Sonneneinstrahlung in der Atmosphäre weitgehend herausgefiltert. Das heißt, zwischen November und März können wir selbst kaum Vitamin D bilden. Dagegen können bei optimaler Sonneneinstrahlung im Sommer bis zu 250 µg Vitamin D entstehen.

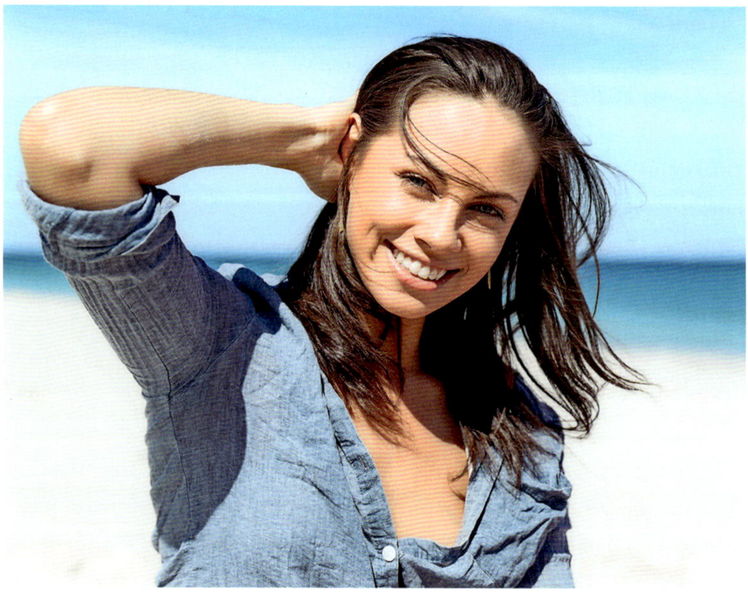

Vitamin D wird mit Hilfe von Sonnenlicht in der Haut gebildet.

Während der Sommermonate reicht es also aus, zwei- bis dreimal wöchentlich 5 bis 15 Minuten Sonne auf Gesicht, Hände und Arme scheinen zu lassen (ohne Sonnenschutzmittel). Der restliche Bedarf wird über eine ausgewogene Ernährung gedeckt.

Grundsätzlich ist die natürliche Vitaminproduktion mit Hilfe von Sonnenstrahlen günstiger, da dabei eventuell wichtige Stoffwechselprodukte in der Haut gebildet werden, die bei Tabletteneinnahme nicht anfallen. Ein weiterer Vorteil: Bei der natürlichen Vitaminproduktion in der Haut kommt es nie zu einer Überdosierung.

Wie hoch ist der Vitamin-D-Bedarf?
Wenn der Körper kein Vitamin D herstellt, also bei fehlender Sonnenbestrahlung der Haut, brauchen in unseren Breitengraden alle Menschen ab dem ersten Lebensjahr täglich 20 µg Vitamin D. Damit ist der Vitamin-D-Bedarf ausreichend gedeckt.

Im Sommer sind die meisten Menschen oft genug im Freien, sodass reichlich Vitamin D gebildet werden kann. Wer sich dazu ausgewogen ernährt, hat keine Probleme.

Ob Sommer oder Winter: Allein durch die Nahrung, ohne Sonnenlicht, können Mangelerscheinungen nicht verhindert werden, insbesondere bei einer rein vegetarischen Kost. Von einem Mangel gefährdet sind daher auch schwer kranke, bettlägerige Personen.

Ab 50 Jahren sollten Sie Ihren Vitamin-D-Status regelmäßig vom Arzt testen lassen. Denn mit zunehmendem Alter nimmt die Fähigkeit der Haut, Vitamin D zu bilden, ab. Daher muss mehr über die Ernährung oder auch über Vitamin-D-Präparate zugeführt werden.

Vitamin D im Winter

Jetzt werden Sie fragen, wie ist es dann im Winter? Haben wir da alle einen Vitamin-D-Mangel? Das kann man eindeutig verneinen. Der Körper verfügt über beträchtliche Speicherkapazitäten in der Leber und vor allem im Fettgewebe. So kann ein kurzfristiger Vitamin-D-Mangel ohne größere Beeinträchtigung überstanden werden. Mangelerscheinungen entstehen in erster Linie dann, wenn die Lichtzufuhr dauerhaft nicht ausreicht oder wenn bei zu geringer Lichtmenge mit der Nahrung zu wenig Vitamin D zugeführt wird.

In den Wintermonaten können Sie sich – abgesehen von den aufgefüllten Speichern – mit einer Vitamin-D-reichen Kost behelfen. Am meisten finden Sie im Leberfett von Meerestieren, Lebertran liegt mit 300 µg/100 g Vitamin D an der Spitze. In der Tabelle sind Lebensmittel mit einem besonders hohen Gehalt an Vitamin D aufgeführt.

Geräucherter Aal ist sehr reich an Vitamin D.

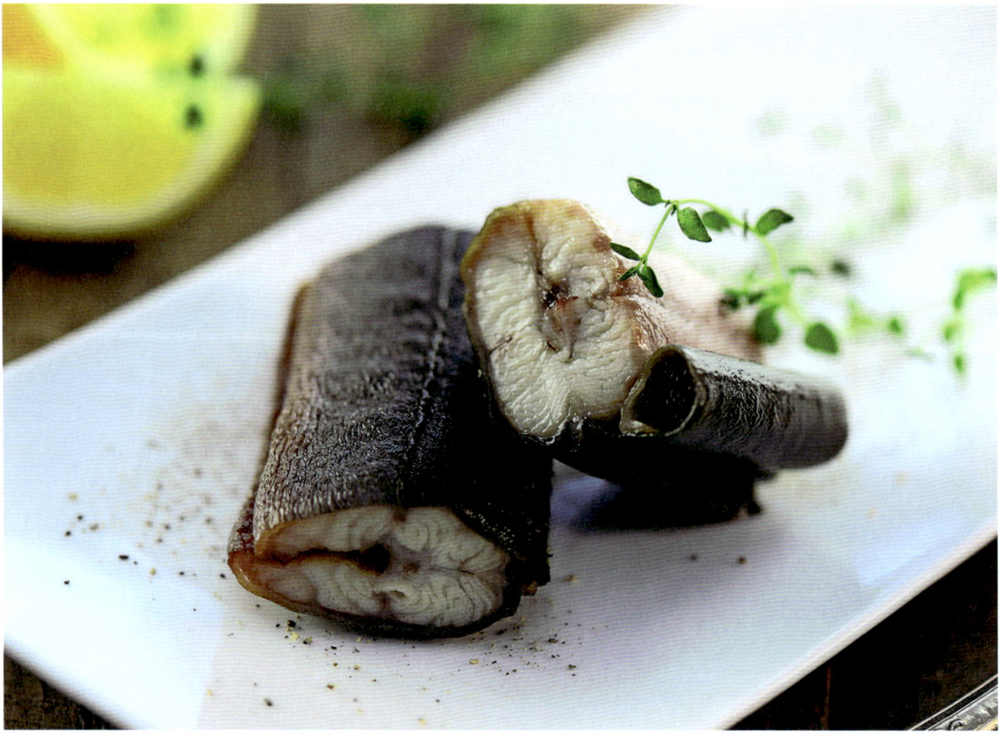

Durchschnittlicher Vitamin-D-Gehalt einiger Lebensmittel

100 g LEBENSMITTEL	µg VITAMIN D
Lebertran	300
Aal, geräuchert	90
Sprotte, geräuchert	32
Bückling	30
Hering (Atlantik)	27
Aal	20
Lachs, frisch	16
Schwarzer Heilbutt (Grönland)	15
Lachs, Dose	12
Austern	8
Echter Kaviar	5,9
Weißer Heilbutt	5
Makrele	4
Schmelzkäse (45 % Fett i. Tr.)	3,1
Speisemorcheln	3,1
Steinpilze, frisch	3,1
Pfifferlinge, frisch	2,1
Champignons, frisch	1,9
Eigelb	1,75
Goudakäse (45 % Fett i. Tr.)	1,3

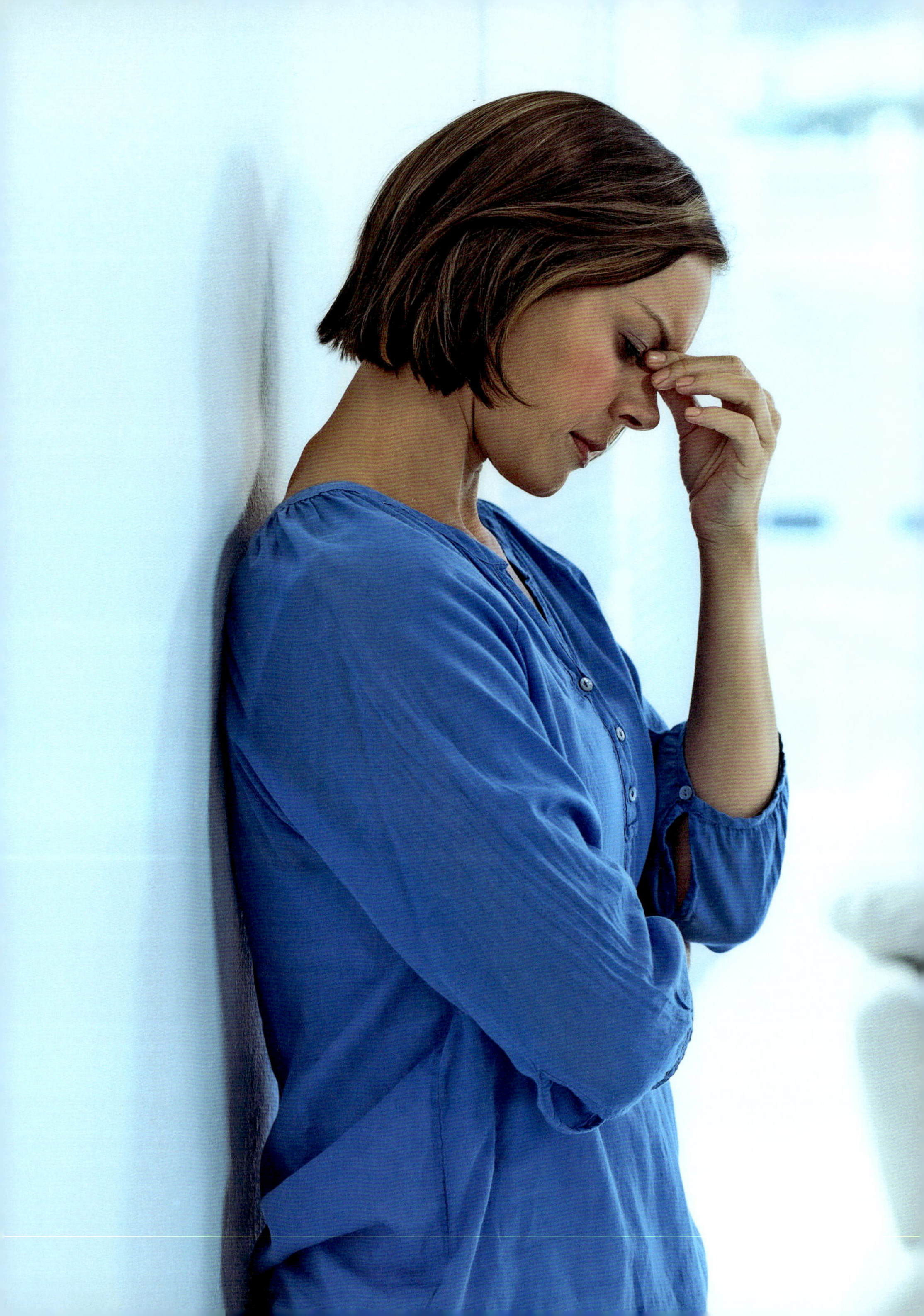

SCHILDDRÜSEN-UNTERFUNKTION – WENN DIE SEELE LEIDET

Sie sehen alles nur noch schwarz, sind niedergeschlagen, können sich zu nichts aufraffen, fühlen sich zu nichts nütze – Symptome einer depressiven Verstimmung sind sehr häufige Begleiterscheinungen einer Schilddrüsenunterfunktion. Der Hormonmangel kann sich aber auch in Nervosität und Angstattacken äußern. In diesem Kapitel erfahren Sie, wie Sie Ihre Energie und Ihren Lebensmut zurückgewinnen.

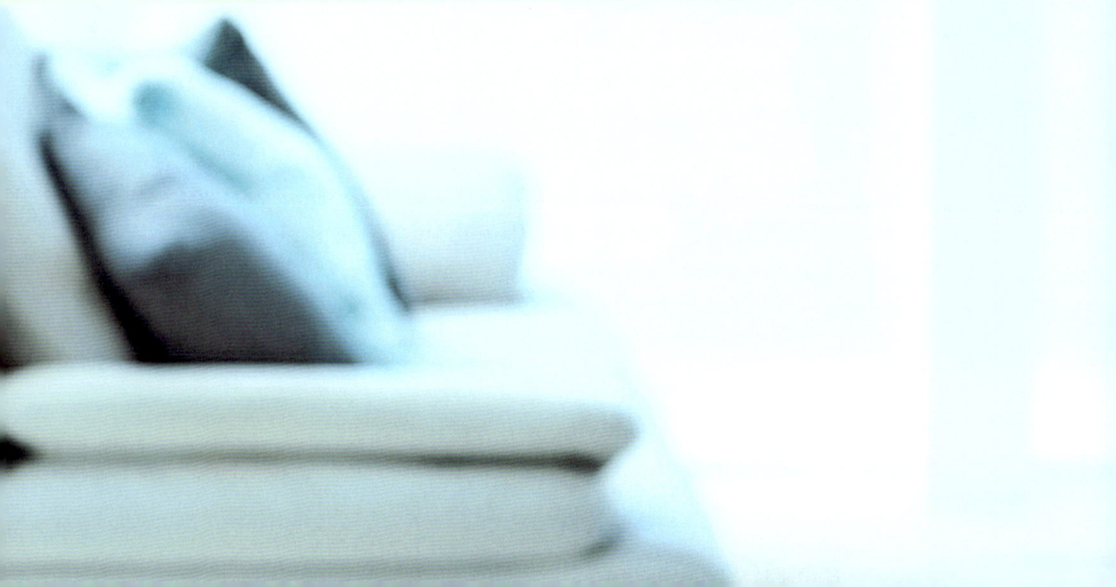

Seelische Befindlichkeit und Schilddrüse – Zusammenhänge erkennen

Die Hormone der Schilddrüse wirken nicht nur auf den Körper, sondern auch auf die Seele. Daher hat eine Fehlfunktion der Schilddrüse bei den Patienten mehr oder weniger starke Auswirkungen auf das seelische Empfinden. Die Symptome reichen von Antriebslosigkeit, Niedergeschlagenheit und Weinerlichkeit über Konzentrations- und Gedächtnisstörungen, innere Unruhe, Nervosität, Schlafstörungen, Reizbarkeit und Neigung zu Wutausbrüchen bis hin zu Angstzuständen und dem Gefühl der Hoffnungslosigkeit. Selbst jahreszeitliche Stimmungsschwankungen werden durch Schilddrüsenhormone beeinflusst.

All diese Symptome können jedoch auch andere Ursachen haben. Die Herausforderung besteht also darin, die richtigen Zusammenhänge zwischen Ursachen und Symptomen herzustellen.

Psychische Symptome einer Schilddrüsenunterfunktion

> **!**
>
> Jeder ist mal müde, abgespannt und schlecht drauf. Kommen solche Tiefs jedoch häufiger vor, besteht zumindest der Verdacht auf eine Unterfunktion der Schilddrüse.

Wie beschrieben, wird bei einer Unterfunktion der Schilddrüse zu wenig Schilddrüsenhormon gebildet und ausgeschüttet. Viele Menschen reagieren darauf mit Symptomen, die denen einer Depression ähneln. Sie leiden unter Stimmungsschwankungen, sind häufig niedergeschlagen und traurig, haben keine Freude mehr an Kontakten zu anderen Menschen, Gespräche sind anstrengend, so dass der Eindruck entsteht, sie seien nicht zum Kontakt bereit. Das führt in eine Art Teufelskreis: Sie werden von der Umwelt eher gemieden, was das eigene Empfinden von Unfähigkeit verstärkt und oft zusätzlich in die Einsamkeit treibt.

Die Betroffenen gehen zum Arzt, da sie merken, dass mit ihnen etwas nicht stimmt. Dann geht es darum, dass der Arzt die richtige Diagnose stellt. Eine Überfunktion ist leicht zu erkennen, dafür genügt meistens eine einfache Blick- oder Tast-Untersuchung. Eine Unterfunktion hingegen kann man lange, lange übersehen. Es kann Jahre dauern, bis ein Arzt darauf kommt, dass die psychischen Symptome auf Probleme mit der Schilddrüse zurückzuführen sind.

Auch die Hashimoto-Thyreoditis kann eine Veränderung der Stimmungslage verursachen, wie Müdigkeit, allgemeine körperliche Erschöpfung, fehlende Belastbarkeit, Gedächtnisschwäche, Wortfindungsstörungen, depressive Stimmung, Angst- und Panikattacken, Gereiztheit. Da der chronische Entzündungsprozess schleichend verläuft, wird diese Krankheit oft erst spät erkannt.

Was die Diagnose so schwierig macht

Wie vorne ausgeführt, sind besonders viele Frauen von einer Schilddrüsenunterfunktion betroffen. Bei ihnen werden die seelischen Beschwerden häufig mit natürlichen hormonellen Schwankungen im weiblichen Zyklus erklärt – von den Ärzten, aber auch von den Frauen selbst. So mögen manche Frauen ihre labile Stimmungslage auf das prämenstruelle Syndrom schieben oder sie sehen die Wechseljahre heraufziehen bzw. befinden sich mittendrin. Wenn sie dennoch nicht mehr damit zurechtkommen und einen Arzt konsultieren, schließt er sich diesen Erklärungen gerne an.

Dazu kommt, dass die hormonellen Umstellungen nach der Geburt eines Kindes bei der Mutter Probleme mit der Schilddrüse auslösen können. So können auch die Symptome einer vermeintlichen postnatalen Depression auf einer Fehlfunktion der Schilddrüse beruhen.

Schließlich gibt es viele psychische Probleme, die mit dem natürlichen Alterungsprozess zusammenhängen, wie Verschlechterung der Gedächtnisfunktion, Antriebsarmut, Müdigkeit, Verwirrung und Veränderungen der Wahrnehmungsfähigkeit. Auch hier sollten Sie die Schilddrüse untersuchen lassen – besteht eine

Fehlfunktion, können Sie Ihren Zustand mit Hormonen deutlich verbessern.

All diese Fälle lassen sich schnell klären: Mit einem einfachen Bluttest kann ein Arzt im Labor die Werte für das die Schilddrüse stimulierende Hormon (TSH) bestimmen. Ein erhöhter Wert weist darauf hin, dass der Körper ständig versucht, die schwächelnde Schilddrüse anzuspornen.

Hormone helfen

Leider kann man die Schilddrüsenunterfunktion nicht heilen, doch sie – und damit auch die psychischen Symptome – lässt sich sehr gut behandeln: Das fehlende Schilddrüsenhormon, in der Regel T4, wird als Tablette geschluckt. Dabei ist es wichtig, mit einer niedrigen Dosis zu beginnen und anschließend vorsichtig zu steigern, bis ein normaler Hormonspiegel im Blut erreicht ist und Sie sich wieder besser fühlen. In manchen Fällen kann es auch genügen, Jod einzunehmen, eventuell gemeinsam mit Selen. Selten muss man auch das zweite Hormon T3 einnehmen, denn in der Regel ist der Körper selbst in der Lage, T4 in T3 umzuwandeln.

Es kann allerdings dauern, bis das für Sie passende Präparat und die passende Dosis gefunden sind. Wechseln Sie das Präparat, kann das Gleichgewicht wieder durcheinandergewirbelt werden. Es kann eine Weile dauern, bis Sie richtig eingestellt sind, aber dann verschwinden die Symptome meist vollständig.

Es kann schwierig sein, den richtigen Zeitpunkt für eine medikamentöse Therapie zu finden, insbesondere wenn der TSH-Wert nur leicht erhöht ist. 75 Prozent aller Patienten, bei denen die TSH-Laborwerte eine solche milde Form der Schilddrüsen-Unterfunktion anzeigen, haben keine Beschwerden, sie fühlen sich subjektiv gesund. Dann braucht man auch nicht einzugreifen. Aber es können eben auch psychische Symptome den organischen Problemen vorangehen, dann besteht Handlungsbedarf.

!

Lassen Sie Ihre Krankheitssymptome – insbesondere wenn sie nur schwach ausgeprägt sind – nicht als Befindlichkeitsstörung abtun!

Therapien und Psychopharmaka haben keinen Nutzen

Die psychischen Symptome einer Schilddrüsenunterfunktion beruhen auf einem Hormonmangel. Sie werden nicht durch traumatische Kindheitserlebnisse, eine falsche innere Grundhaltung oder Stress ausgelöst. Folglich können sie nicht durch eine Psychotherapie oder Psychopharmaka geheilt werden, sondern nur durch die Therapie mit Schilddrüsenhormonen.

Insbesondere bei Psychopharmaka ist Vorsicht geboten. Bestimmte Präparate beeinflussen den Hormonstoffwechsel der Schilddrüse und können die Symptomatik einer Schilddrüsenunterfunktion noch zusätzlich verstärken. Allein schon deshalb und um das Risiko von Fehldiagnosen zu reduzieren, muss vor jeder Verordnung von Psychopharmaka oder dem Einleiten einer Psychotherapie erst einmal die Schilddrüse gründlich untersucht werden.

Lassen Sie Ihre Schilddrüse untersuchen

Die psychischen Symptome bei einer Schilddrüsenunterfunktion sind hormonell bedingt und kein Ausdruck einer psychischen Störung! Daher werden sie mit Hormonen behandelt, Psychopharmaka und Therapien helfen nicht.

Die Abgrenzung ist oft nicht einfach, da seelische Erkrankungen wie eine Depression oder eine Angststörung mit sehr ähnlichen Symptomen einhergehen wie eine Schilddrüsenunterfunktion. Ein weiteres Problem ist, dass die psychischen Symptome den organischen Beschwerden vorangehen können. Das bedeutet, dass eine leichte Unterfunktion, die noch keine Beschwerden verursacht, schon Stimmungsschwankungen etc. auslösen kann.

Was ist eine echte Depression?

!

Im Unterschied zu dem vorübergehenden Stimmungstief ist eine Depression eine ernsthafte seelische Erkrankung.

Der Begriff „Depression" (von lat. „deprimere", „herunterdrücken", „unterdrücken") bezeichnet eine psychische Erkrankung. Zeichen dafür sind eine allgemeine negative Stimmung, Niedergeschlagenheit, Antriebslosigkeit, Resignation, endloses Grübeln, ein Gefühl von tiefer Traurigkeit. Auch körperliche Symptome wie zum Beispiel Schlaflosigkeit und Appetitstörungen treten auf. Es gibt verschiedene Formen der Depression, allgemein unterscheidet man zwischen leichter, mittelschwerer und schwerer Depression.

Für eine Depression gibt es sehr viele mögliche Ursachen, zum Beispiel Verlust des Arbeitsplatzes, Trauer um eine wichtige Bezugsperson, chronische Überlastung oder auch eine genetische Disposition. Krankheiten oder hormonelle Einflüsse wie ein Östrogenabfall können ebenfalls eine Depression auslösen. Die Möglichkeiten sind nahezu unbegrenzt und es gibt viele Patienten, bei denen gar kein Auslöser identifiziert werden kann.

Als eine der Ursachen sieht man heute, dass bei einer Depression das Gleichgewicht von Nervenbotenstoffen (Neurotransmittern) im Gehirn gestört ist. Botenstoffe wie z. B. Serotonin oder Noradrenalin, die für die Übertragung von Impulsen zwischen den Nervenzellen verantwortlich sind, sind aus der Balance geraten, auch die Rezeptoren für die Neurotransmitter funktionieren nicht so, wie sie sollen. Viele antidepressive Medikamente setzen an dieser Stelle an. Sie können den Stoffwechsel im Gehirn normalisieren und ermöglichen so die Genesung des Erkrankten bzw. schaffen die Voraussetzung für eine Psychotherapie. Antidepressiva können jedoch vorhandene Probleme nicht überdecken, bei gesunden Menschen und bei leichten Depressionen wirken sie nicht. Bei leichten Depressionen ist eine Psychotherapie meist die Behandlung der Wahl.

Im Unterschied zu dem vorübergehenden Stimmungstief ist eine Depression eine ernsthafte seelische Erkrankung mit psychischen und körperlichen Symptomen. Wer sich über einen Zeitraum von mehr als zwei Wochen ständig niedergeschlagen und innerlich leer fühlt, keine Freude am Leben hat und schlecht schläft, benötigt die professionelle Hilfe eines Arztes oder Psychotherapeuten.

Schilddrüsenunterfunktion und Depression

Man geht davon aus, dass 15 bis 20 Prozent der Depressionen durch unerkannte Schilddrüsenunterfunktionen verursacht bzw. durch diese in Gang gehalten werden. In diesem Fall wirken Antidepressiva nicht, sie können die Unterfunktion sogar verschlimmern. Auch deshalb ist es so wichtig, vor der Gabe eines Antidepressivums die Schilddrüse zu untersuchen!

Eine Depression ist eine Krankheit und gehört in die Hände eines Arztes. Bei einem Stimmungstief im Rahmen einer Schilddrüsenunterfunktion verschwinden die Symptome, wenn die Unterfunktion behandelt wird. Darüber hinaus gibt es verschiedene Möglichkeiten, vor und während der Hormongabe positiv auf die Symptome einzuwirken.

Mood Food gegen Niedergeschlagenheit

Bei leichten Formen der Niedergeschlagenheit können Sie versuchen, mit einer speziellen Ernährung gegenzusteuern. Man weiß seit langem, dass bestimmte Inhaltsstoffe der Nahrung auf Gehirnfunktionen und damit auch auf die Schilddrüse Einfluss haben. Vermittelt wird dies durch Nervenzellen des Gehirns und deren zahlreiche Botenstoffe.

Die Fähigkeit spezialisierter Gehirnzellen, bestimmte Botenstoffe (z. B. Epinephrine, Norepinephrine, Serotonin) zu produzieren, hängt stark von der Verfügbarkeit ihrer Vorstufen ab. Hier spielen Eiweißbausteine eine große Rolle, aus denen die Botenstoffe hergestellt werden.

!

Alle vorgeschlagenen Maßnahmen ersetzen nicht eine Untersuchung Ihrer Schilddrüse und die Behandlung einer Unterfunktion.

Mood Food nennt man diese speziellen Nahrungsmittel, die gute Laune machen. Das sind insbesondere Nahrungsmittel, die Serotonin bzw. dessen Vorstufe Tryptophan enthalten. Sie helfen Ihnen dabei, aus Stimmungstiefs schneller wieder herauszukommen, die Laune hellt sich wieder auf.

Beachten Sie jedoch, dass diese Nahrungsmittel die Wirkung von Medikamenten nicht ersetzen können. Denn die Wirkung der Nährstoffe ist nicht stark genug und die Konzentration in der Regel nicht hoch genug. Doch Sie können sich damit auf mehreren Ebenen etwas Gutes tun.

Serotonin – Glücksgefühle inklusive

Serotonin ist der wichtigste Neurotransmitter im zentralen Nervensystem, der die Stimmung positiv beeinflusst, daher wird es auch „Glückshormon“ genannt. Hat das Gehirn genug davon, vermittelt es uns Entspannung, Gelassenheit und Harmonie. Es dämpft eine ganze Reihe negativer Gemütszustände wie Aggressivität, Angst, Kummer, Sorgen und Depression. Es ist sozusagen der Wellness-Botenstoff schlechthin, weil wir dank ihm gelassen und fröhlich am Leben teilnehmen können. Serotonin sagt uns zum Beispiel, wann wir satt und zufrieden sind oder dass das sprichwörtliche Glas Wasser halb voll und nicht halb leer ist.

Zuallererst dämpft Serotonin die Angst. Ein Serotoninmangel wurde bei verschiedenen Angststörungen, bei leichter und mittelschwerer Depression, bei Migräne, Aggressivität oder häufig wiederkehrenden negativen Gedanken über den eigenen Tod nachgewiesen. Nimmt die Serotoninkonzentration ab, neigen wir zu trüben Gedanken. Steigt hingegen der Serotoninspiegel, dann steigt auch unsere Stimmung. Ein stabiler Serotoninspiegel im Gehirn sorgt für eine positive Grundstimmung.

Doch der Nervenbotenstoff macht nicht nur glücklich, er beeinflusst den gesamten Körper. Er soll sogar gewichtsreduzierend wirken, indem er den Appetit bremst. Auch den Schlaf-Wach-Rhythmus, die Schmerzwahrnehmung, den Kreislauf insgesamt, die Steuerung bestimmter Hormone und die Körpertemperatur beeinflusst er. Frauen reagieren auf Serotoninschwankungen empfindlicher als Männer. Man vermutet, dass Stimmungsänderungen während des Menstruationszyklus und der Wechseljahre durch hormonelle Veränderungen bedingt sind, die die Serotoninproduktion beeinflussen.

Dann müssen wir also nur jede Menge serotoninhaltige Lebensmittel essen, und schon spazieren wir lächelnd durchs Leben? Leider ist es nicht ganz so einfach: Bei dieser stimmungsaufhellenden Wirkung handelt es sich um einen komplizierten Prozess, den man gut verstehen muss, um ihn für sich nutzen zu können.

Serotonin hilft beim Abnehmen

Unser Essverhalten wird durch Neurotransmitter im Gehirn gesteuert. Sie übermitteln unter anderem, ob wir schon satt oder noch hungrig sind. Ein hoher Serotoninspiegel sorgt dafür, dass wir früher satt sind – und somit weniger essen. Forschungen haben zudem ergeben, dass Serotonin unseren Appetit auf Süßes steuert. Bleibt der Serotoninspiegel also auf einem bestimmten Level, gelingt es uns am besten, gemäßigt zu essen und aufzuhören, wenn wir satt sind.

Darüber hinaus macht Serotonin gute Laune und hält uns auch damit vom „Frustessen" ab. Die süßen und fettigen Seelentröster, nach denen wir bei Stress, Frust und Niedergeschlagenheit lechzen, brauchen wir nicht mehr.

Das Glückshormon muss im Gehirn gebildet werden

Serotonin ist zwar in Ananas oder Bananen enthalten, aber wenn wir diese Früchte essen, bringt das nichts für die Stimmung, denn das Serotonin gelangt gar nicht an seinen eigentlichen Wirkungsort – es kann die sogenannte Blut-Hirn-Schranke nicht passieren. Diese Schranke schützt unsere empfindliche Denkzentrale, sie lässt nur bestimmte Stoffe durch. Kohlenhydrate und Eiweiß gelangen mithilfe von Transporthelfern in das Gehirn, fettlösliche Stoffe werden fast ungehindert durchgelassen.

Damit das Glückshormon gute Laune machen kann, muss es also im Gehirn gebildet werden. Dafür brauchen wir den Eiweiß-

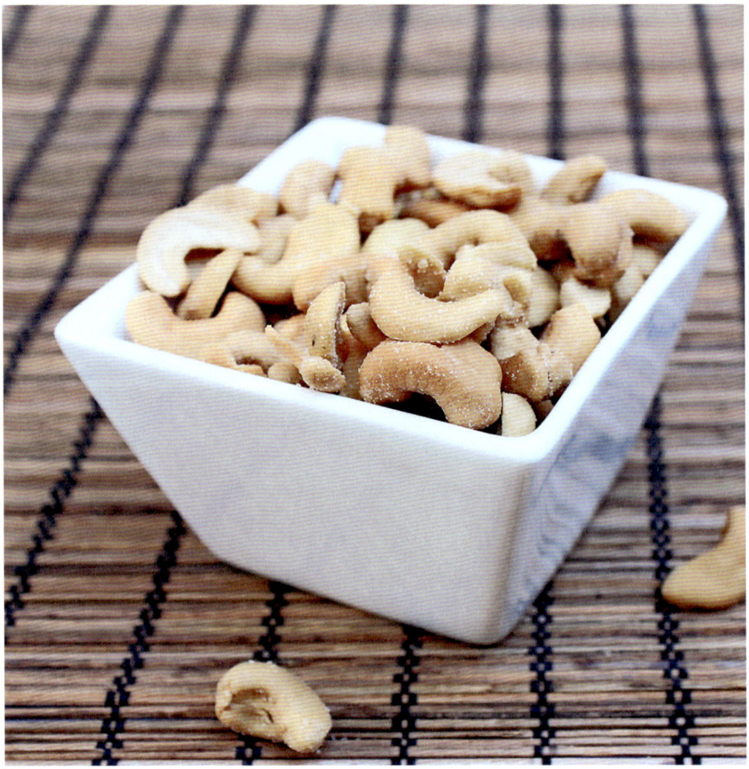

Cashewnüsse enthalten viel Tryptophan, das quasi ein „Grundgerüst" für Glückshormone ist.

baustein (Aminosäure) Tryptophan, das ist eine Vorstufe von Serotonin, sozusagen das „Grundgerüst“ für den Glücksstoff. Und Tryptophan finden wir in unterschiedlichen Mengen in unseren Nahrungsmitteln (siehe nachfolgende Tabelle). Außerdem sind an der Entstehung von Serotonin auch noch Magnesium und die Vitamine B3 und B6 beteiligt.

Tryptophanreiche Lebensmittel

PORTION (JE 100 g)	TRYPTOPHANGEHALT (mg/100 g)
Emmentaler	460
Cashewnüsse	450
Sojabohnen	450
Edamer	400
Brie, Camembert	350
Shrimps	350
Weizenkeime	330
Erdnüsse	320
Thunfisch	300
Steinpilze	260
Fisch/Fleisch (im Durchschnitt)	250
Ei	230
Gartenbohnen	230
Haselnüsse	200
Getreide	180
Mandeln, Walnüsse, Paranüsse	170
Speisequark, mager	170
Kichererbsen	160

!

Besonders viel Tryptophan enthalten Mischpollen: 1.300 mg in 100 g Pollen. Sie bekommen sie im Reformhaus und im Bioladen.

!

Obst enthält wenig Tryptophan, Bananen kommen zum Beispiel nur auf 18 mg/100 g. Hier ist die Kombination entscheidend.

Tryptophan richtig kombinieren

Genügt es also, vermehrt eiweißreiche Lebensmittel mit hohem Gehalt an Tryptophan zu essen, um glücklich und zufrieden zu sein? Leider nein, denn Tryptophan braucht die Unterstützung von anderen Nährstoffen, um die Blut-Hirn-Schranke zu überwinden. Außerdem kann nur dann viel Tryptophan die Blut-Hirn-Schranke passieren, wenn gleichzeitig wenig andere Eiweiße aufgenommen werden. Denn auch die anderen Aminosäuren wollen ins Gehirn gelangen und verdrängen das Tryptophan. Ideal sind also Lebensmittel, die sehr viel Tryptophan und wenig andere Aminosäuren (Valin, Leucin, Isoleucin, Phenylalanin und Tyrosin) enthalten.

In der folgenden Tabelle ist das Verhältnis zwischen der enthaltenen Menge Tryptophan und anderen Aminosäuren bei ausgesuchten Lebensmitteln aufgeführt, denen eine positive Wirkung auf die Stimmung nachgesagt wird, wie zum Beispiel Bananen und Schokolade. Je größer der Tryptophananteil im Verhältnis zum Anteil anderer Aminosäuren, umso besser.

Hier wird auch deutlich, dass durch die Zugabe von Milch in Milchschokolade der Tryptophananteil abnimmt und der Anteil anderer Eiweißbausteine zunimmt. Folglich ist Bitterschokolade wesentlich besser für gute Laune.

Die Tabelle zeigt außerdem, dass Datteln die beste Glücksnahrung darstellen, gefolgt von reifen Bananen, Bitterschokolade und getrockneten Feigen. Milchschokolade enthält deutlich mehr andere Aminosäuren als Tryptophan und ist damit für die Stimmung nicht so gut – zumindest unter den erwähnten Voraussetzungen.

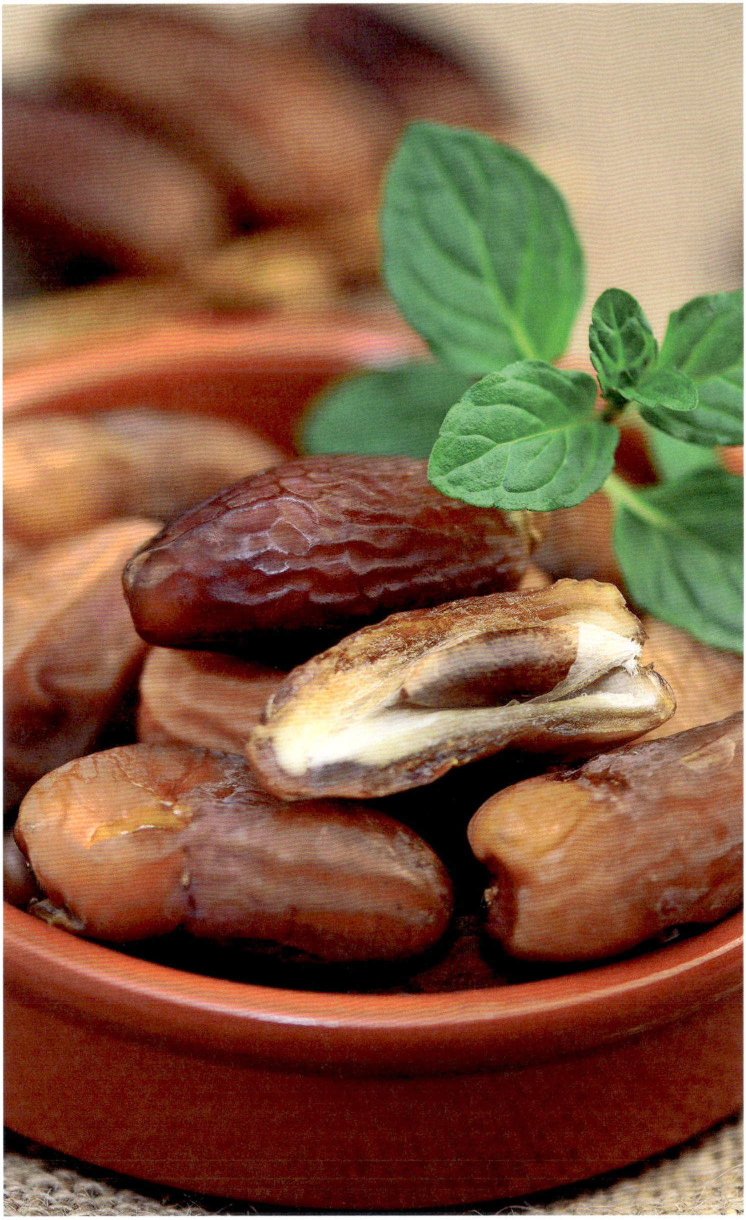

Getrocknete Datteln sind das perfekte Mood Food.

Verhältnis von Eiweiß und Aminosäuren (AS) in „glücksbringenden" Lebensmitteln

	GETROCKNETE DATTELN	REIFE BANANEN	BITTER-SCHOKOLADE	GETROCKNETE FEIGEN	MILCH-SCHOKOLADE
Eiweißgehalt (mg/100 g)	3	5	5	6	7
Tyrosin (mg/100 g)	30	20	55	150	300
Summe anderer Aminosäuren (mg/100 g)	267	235	1130	635	3165
Tryptophan (mg/100 g)	50	18	50	30	70
Verhältnis aus Tryptophanmenge und anderen Aminosäuren	1 : 5	1 : 13	1 : 18	1 : 21	1 : 45

Zucker bringt das Tryptophan ins Gehirn

Doch nicht nur der Eiweißgehalt der Nahrungsmittel ist von Belang. Kohlenhydrate sind eine wichtige Voraussetzung dafür, dass ausreichend Tryptophan in das Gehirn gelangen kann. Kohlenhydrate werden im Blut zu Zucker umgebaut, was die Bauchspeicheldrüse dazu anregt, Insulin auszuschütten. Dieses Hormon sorgt üblicherweise dafür, dass Zucker, Eiweißbausteine und auch Fett in die Körperzellen aufgenommen werden – auch in die Muskelzellen.

Tryptophan hat jedoch eine Besonderheit: Es wird an ein spezielles Eiweiß gebunden, das Albumin, und in dieser Kombination wird es nicht von Muskeln aufgenommen. Während also alle anderen Eiweiße von dem Insulin auf die Muskelzellen verteilt werden, steht das Tryptophan sozusagen alleine an der Schwelle des Gehirns und bittet um Einlass. Es kann ungehindert ins Gehirn strömen, kurbelt dort die Serotoninbildung an und sorgt für gute Laune.

Dies erklärt die Wirkung von Schokolade: Das enthaltene Tryptophan wird durch den darin enthaltenen Zucker leichter in Serotonin umgewandelt, die Folge ist gute Laune!

Natürlich sollen Sie nun nicht massenweise Schokolade oder Zucker essen, vor allem, wenn Sie eher abnehmen möchten. Das ist auch gar nicht nötig. Nehmen Sie den Zucker in Form von vollwertiger Ernährung auf: Kartoffeln, Vollkornreis oder Vollkornnudeln sorgen dafür, dass sich über einen längeren Zeitraum eine kleine Menge Zucker im Blut befindet. Die stete Zufuhr sorgt für einen erhöhten Serontoninspiegel und auf Dauer für ein gutes Gefühl.

Tipps für die Gute-Laune-Diät

Das Hormon Serotonin bewirkt Glücksgefühle. Es wird aus der Aminosäure Tryptophan, die wir mit der Nahrung aufnehmen, im Gehirn gebildet. Damit Tryptophan jedoch überhaupt dorthin gelangt, ist eine bestimmte Kombination notwendig: ein hoher Gehalt an Tryptophan mit insgesamt geringem Eiweißgehalt, dazu Kohlenhydrate, die eine Insulinausschüttung bewirken.

- Ideal für die gute Laune ist eine ausgewogene Ernährung mit viel Getreideprodukten, Obst und Gemüse, aber wenig Käse, Fleisch oder Hülsenfrüchten.
- In Eiernudeln finden Sie zum Beispiel eine gute Kombination von Eiweiß (Ei) und Kohlenhydraten (Getreide).
- Ideal sind also Nudelgerichte mit Kräutern und Gemüsen, die die Stimmung zusätzlich stimulieren – etwa mit Tomaten, die viel Tryptophan enthalten, das ähnlich wirkt wie Serotonin.
- Fisch, Meeresfrüchte, Fleisch und Geflügel haben einen hohen Gehalt an Tryptophan und sind in nicht zu großen Mengen wunderbar mit Nudeln oder anderen Getreideprodukten zu kombinieren. Solche Kombinationen wirken nicht nur wie ein Gute-Laune-Turbo, sondern können auch kalorienarm zubereitet werden, so machen sie satt und glücklich, aber nicht dick.

Die Gute-Laune-Diät

Trotz des Einsatzes des Insulins ist es für die Stimmung nicht förderlich, wenn der Eiweißanteil in der Nahrung zu hoch ist. Beträgt er mehr als 20 Prozent, befinden sich so viele Aminosäuren im Blut, dass sie auch von den Muskelzellen nicht mehr aufgenommen werden. Dann wächst die Konkurrenz an der Blut-Hirn-Schranke wieder, das Tryptophan muss mehr kämpfen und es gelangt weniger ins Gehirn.

Was sollen Sie also essen? Eine ausgewogene Ernährung mit viel Getreideprodukten, Obst und Gemüse, aber wenig Käse, Fleisch oder Hülsenfrüchten hebt die Stimmung am einfachsten. Diese „Gute-Laune-Diät“ wurde in mehreren Studien an verschiedenen Personengruppen getestet. Man stellte fest, dass bei einigen Bevölkerungsgruppen sogar die Selbstmordraten zurückgehen, wenn der Verzehr von Kohlenhydraten im Verhältnis zu Eiweiß steigt. Einen Nachteil möchte ich allerdings nicht verschweigen: Eine eiweißarme Ernährung regt offenbar den Appetit stärker an – mit der Folge einer möglichen Gewichtszunahme. Dies kann der guten Laune wieder einen Dämpfer versetzen.

Probieren Sie also aus, was Ihnen guttut. Ganz oben auf der Liste stehen Datteln, diese können Sie in verschiedene Gerichte einbauen, lassen Sie Ihrer Fantasie freien Lauf.

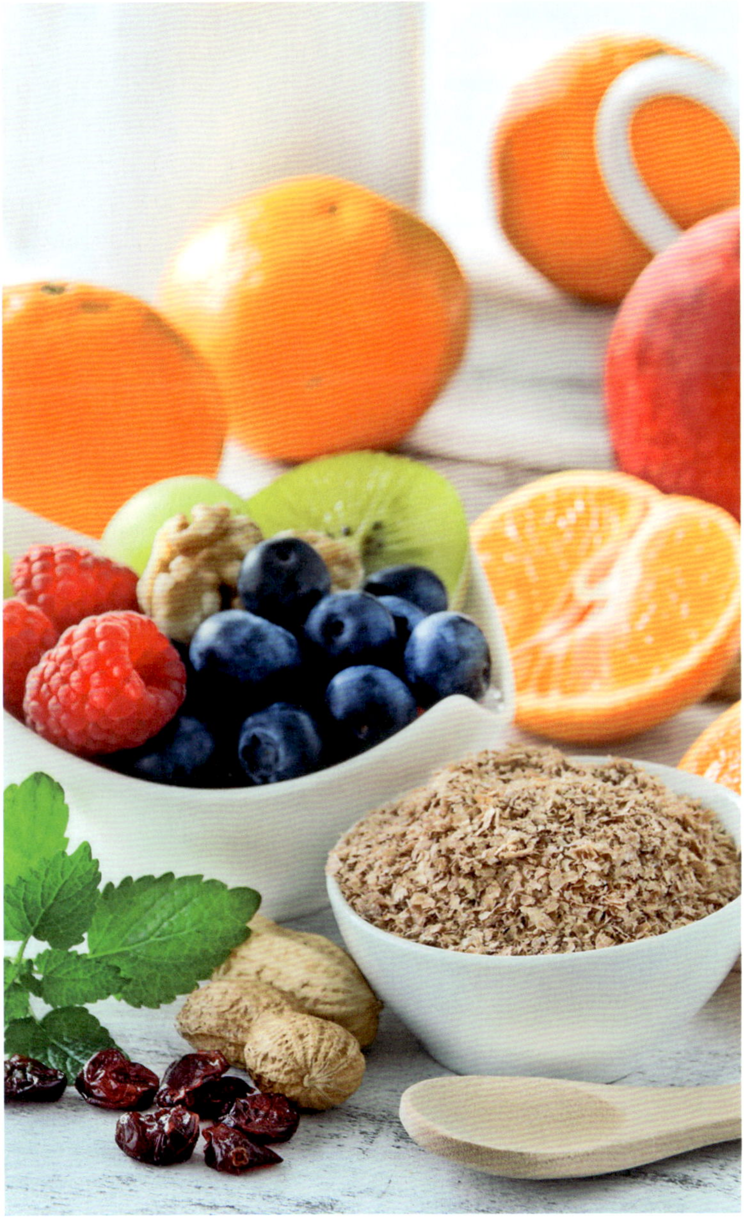

Getreide, Obst und Nüsse: Ideal für die gute Laune!

LECKERE MOOD-FOOD-REZEPTE MIT VIEL GLÜCKSHORMONEN

Spaghetti mit scharfen Chili-Champignons

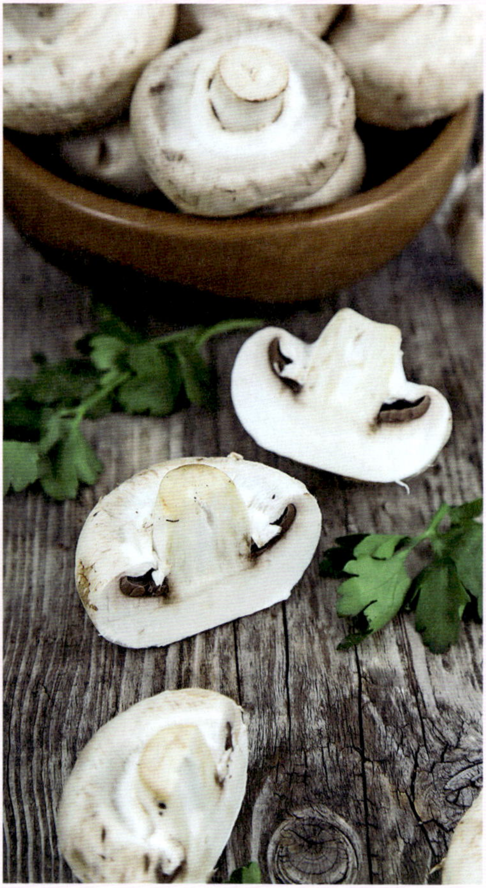

Zutaten für 1 Person

75 g Spaghetti
1 kleine Chilischote
2 Zwiebeln
200 g Champignons
1 fein geschnittene Knoblauchzehe
1 TL Olivenöl
2 EL gehackte Petersilie

Zubereitung

Spaghetti garen. Chilischote putzen, entkernen, in feine Ringe schneiden. Zwiebeln schälen und in Ringe schneiden. Champignons putzen und halbieren. Knoblauch und Zwiebelringe in Olivenöl in einer Pfanne anbraten. Pilze und Chili zugeben und alles unter Wenden 2 Minuten braten. Nudeln abgießen und mit gehackter Petersilie zu den Pilzen geben. Alles kräftig durchschwenken und nochmals erhitzen.

Hafergries mit Himbeeren

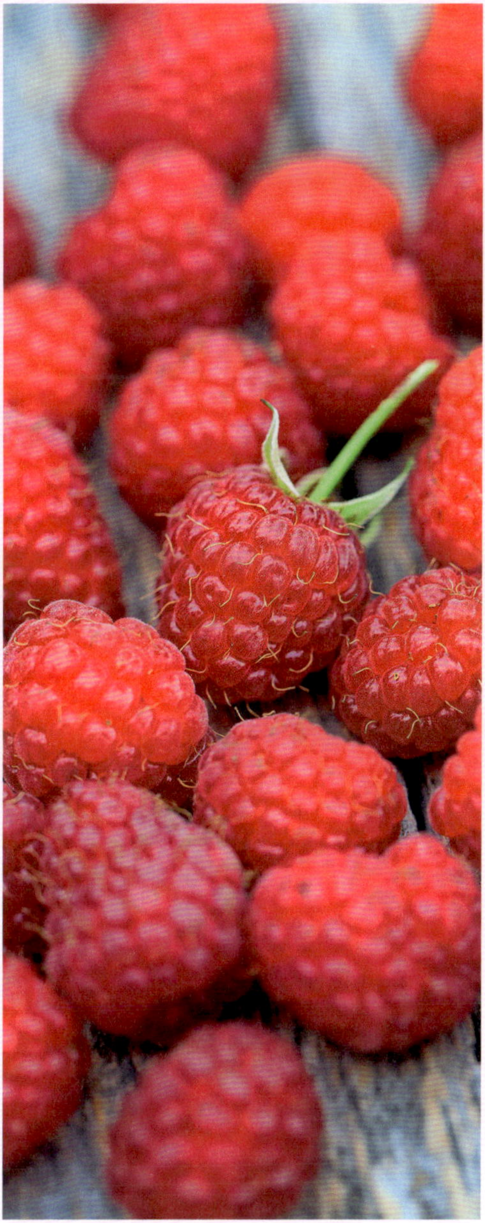

Zutaten für 1 Person

150 ml Milch
1 Prise Salz
40 g Hartweizengrieß
2 EL Haferkleie-Flocken
½ Packung Vanillezucker
1 TL Margarine
50 g Himbeeren
1 Prise Puderzucker
100 g Magerquark

Zubereitung

Milch mit Salz aufkochen. Hartweizengrieß, Haferkleie-Flocken und Vanillezucker einrühren und aufkochen, 5 Minuten quellen lassen. Margarine in einer Pfanne erhitzen, Grieß hinzufügen und glatt streichen. Die Hälfte der Himbeeren in den Teig hineindrücken und 4–5 Minuten backen. Kuchen wenden und andere Seite in der Pfanne 4–5 Minuten backen. Mit Puderzucker bestäuben. Quark mit ein wenig Mineralwasser glatt rühren und restliche Himbeeren unterziehen. Bei Bedarf mit Erythrtit oder Stevia süßen.

Pfannkuchen mit Dattel-Bananen-Füllung

Zutaten für 2 Personen

1 Prise Salz
300 ml Wasser
5 frische Datteln
1 TL abgeriebene Zitronenschalen
1 TL Backpulver
1 Zweig Zitronenmelisse
2 EL Sonnenblumenöl
2 Eigelbe
1 Banane
100 Gramm Dinkelvollkornmehl

Zubereitung

Das Mehl zusammen mit dem Backpulver in eine Schüssel sieben. Eigelb und Wasser hinzugeben und alles verquirlen. In einer großen Pfanne das Öl erhitzen. Darin zunächst aus der Hälfte des Teigs einen Pfannkuchen backen. Wenn dieser goldbraun ist, herausnehmen und einen zweiten Pfannkuchen aus dem Rest des Teigs backen.

In der Zwischenzeit die Datteln aufschneiden, entsteinen und in dünne Streifen schneiden. Die Banane schälen und in einer Schüssel zerdrücken. Dattelstreifen und Zitronenschale hinzugeben und alles gut vermengen. Die Pfannkuchen mit der Füllung bestreichen und vorsichtig einrollen. Vor dem Servieren diagonal aufschneiden. Mit Zitronenmelisse und nach Geschmack mit Karamell- oder Ahornsirup garnieren.

Haferbrei mit Banane

Zutaten für 4 Personen

600 ml Milch
2 EL Vanillezucker
200 g Haferflocken
2 Bananen
6 EL gehackte Haselnüsse
3 EL flüssiger Honig

Zubereitung

Die Milch mit dem Vanillezucker und den Haferflocken aufkochen lassen und unter gelegentlichem Rühren 10–15 Minuten köcheln lassen bis der Hafer gequollen ist und ein Brei entstanden ist. Eventuell noch etwas Milch zugeben. In Schüsseln füllen. Die Bananen schälen, in Scheiben schneiden und mit dem Zitronensaft mischen. Haselnüsse in einer Pfanne ohne Verwendung von Öl aromatisch rösten. Auf dem Porridge anrichten und mit etwas Honig beträufelt servieren.

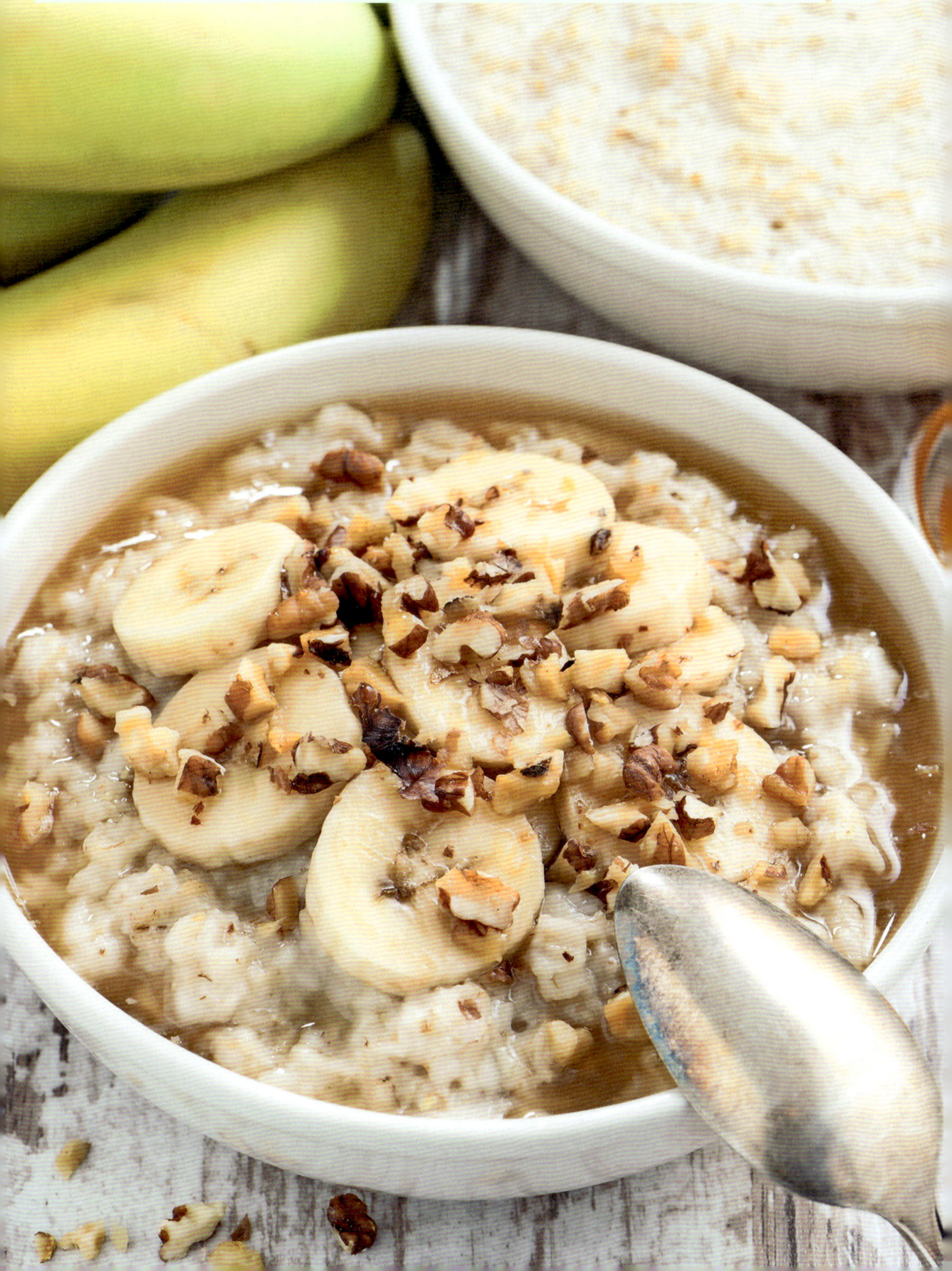

Heilkräuter und Gewürze für die Seele

Für depressive Verstimmungen (nicht für schwere Depressionen) gibt es in der Pflanzenheilkunde einige passende Behandlungsmöglichkeiten. In erster Linie werden Johanniskrautextrakte eingesetzt, die bezüglich Verträglichkeit und Behandlungskosten synthetischen Arzneimitteln deutlich überlegen und hinsichtlich Wirksamkeit ebenbürtig sind. Die pflanzlichen Medikamente haben weitaus weniger Nebenwirkungen, zum Beispiel die Gefahr, abhängig zu werden, es dauert jedoch länger, bis eine Wirkung eintritt.

Johanniskraut

Johanniskraut (Hyperici herba) ist als Arzneimittel seit etwa 2.000 Jahren bekannt. Veränderungen im Wesen eines Menschen wurden im Altertum als Teufels- oder Hexenwerk angesehen. Entsprechend schrieb man Johanniskraut übernatürliche Kräfte zu, als man bemerkte, dass es gegen Stimmungstiefs wirkt. Daher stammen auch seine zahlreichen mystischen Namen wie „Teufelskraut“ und „Walpurgiskraut“.

Bei uns kennt man das „Tüpfel-Johanniskraut“. Es wächst in 30 bis 60 cm hohen Stauden und erinnert mit seinen gelben Blättern und den gelben, strahlenförmig angeordneten Staubgefäßen an die Sonne. Daher wurde es auch als „Sonnenschein für die Seele“ bezeichnet. Heute weiß man, dass seine Wirkung auf einer Beeinflussung verschiedener Neurotransmitter wie Noradrenalin oder Serotonin beruht.

Verwendet werden die Blüten des Krauts. Mit der Hilfe ihrer Wirkstoffe verschaffen Johanniskrautpräparate Linderung bei leichten und mittelschweren Depressionen, Kopfschmerzen, Verdauungsstörungen, Unruhezuständen, Angst und Schlafstörungen. Voraussetzung dafür ist allerdings, dass die Mittel genügend Wirkstoffe enthalten. Das kann man bei apothekenpflichtigen

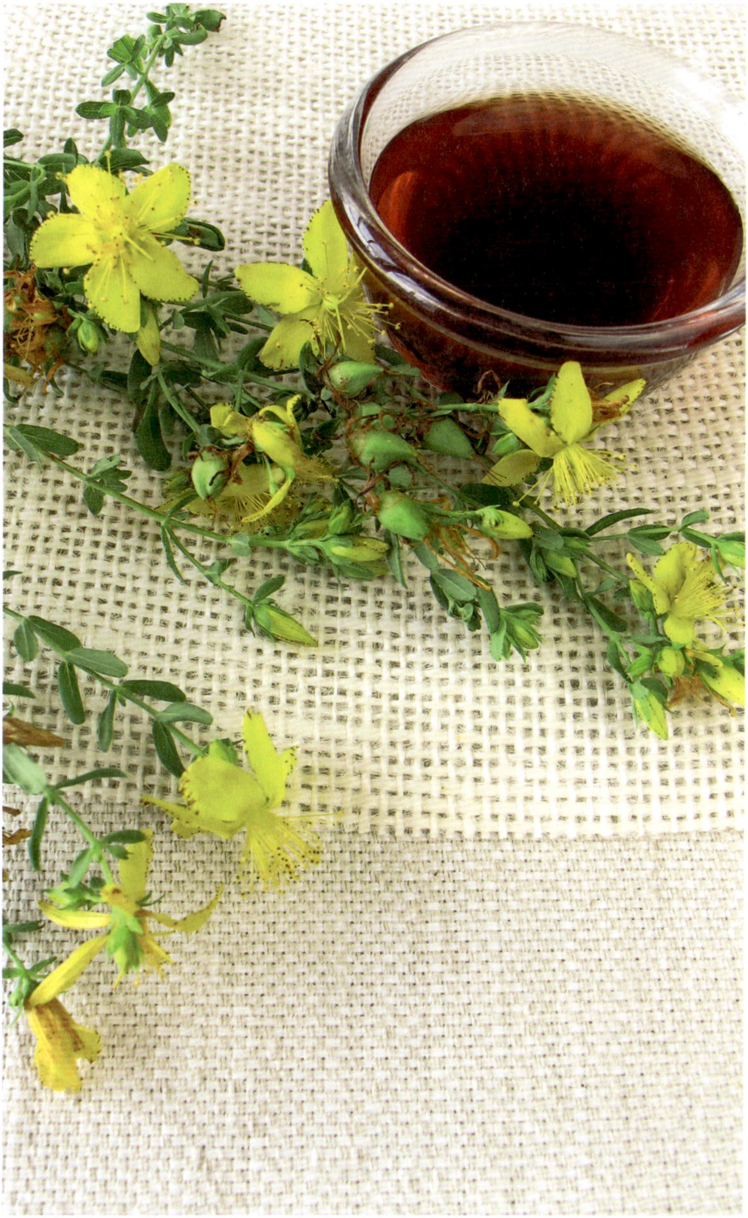

Johanniskraut wird auch „Sonnenschein für die Seele" genannt.

Präparaten voraussetzen. In Test-Zeitschriften werden die Produkte immer wieder untersucht.

Seit 2009 sind Johanniskrautpräparate verschreibungspflichtig, da eine Depression nicht ohne ärztliche Aufsicht behandelt werden soll. Es können auch Wechselwirkungen mit anderen Medikamenten auftreten, mit durchaus bedrohlichen Folgen. So muss man bei Einnahme weiterer Präparate wie Gerinnungshemmern, chemischen Psychopharmaka oder der Antibabypille vorsichtig sein. Zurückhaltend müssen auch Patienten sein, die ein Mittel gegen Aids einnehmen oder eine Organtransplantation hinter sich haben.

Das Erfreuliche an den pflanzlichen Präparaten ist, dass sie zwar mit anderen Substanzen in Wechselwirkung treten können, jedoch selbst kaum Nebenwirkungen verursachen. Johanniskraut ist gut verträglich und beeinträchtigt weder die Arbeits- noch die Fahrtüchtigkeit. Manche Arzneimittel wirken durch Johanniskrautextrakte jedoch schwächer (Theophyllin bei Asthma, Hormone in der Pille, trizyklische Antidepressiva wie Amitriptylin und Nortriptylin). Daher sagen Sie Ihrem Arzt unbedingt, welche Medikamente Sie einnehmen!

Viele wissen inzwischen, dass Johanniskraut die Lichtempfindlichkeit steigern soll. Dieser Effekt wird jedoch oft überschätzt. Die Konzentration in den Präparaten ist zu gering, eine Lichtempfindlichkeit wurde bisher nur in Einzelfällen beschrieben. Das Risiko steigt allerdings bei einer hoch dosierten Gabe der Medikamente oder bei sehr viel Licht, zum Beispiel bei extrem hohen Dosen an künstlichen Strahlen, etwa im Rahmen einer Lasertherapie.

Sie brauchen etwas Geduld, bis es wirkt Normalerweise können Sie erst nach 3 bis 5 Wochen Einnahme mit einer zufriedenstellenden Wirksamkeit rechnen. Diese Zeit können Sie verkürzen, indem Sie hoch dosierte Johanniskrautpräparate einnehmen. Dann sind bereits nach 2 bis 3 Wochen antidepressive Wirkungen zu erkennen. Selbst dieser Zeitraum kann noch einmal verkürzt werden, indem Sie gleichzeitig ein hochdosiertes Baldrianpräparat einnehmen.

In jedem Fall sollte nach etwa 4 Wochen kontrolliert werden, ob der Patient auf die Behandlung angesprochen hat. Falls nicht, kann die Dosierung erhöht oder ein Kombinationspräparat getestet werden. Bei schweren Depressionen genügt Johanniskraut alleine nicht, es müssen synthetische Antidepressiva eingenommen werden.

Ein Johanniskraut-Honig-Verwöhnbad ist ein Genuss für die Sinne. Verrühren Sie ½ Tasse Johanniskrautöl mit ½ Tasse Honig und geben Sie die Mischung in ein Vollbad. Das wärmt, pflegt die Haut und macht gute Laune. Anschließend reiben Sie sich am besten mit Johanniskrautöl ein und gehen ins vorgewärmte Bett.

So nehmen Sie Johanniskraut ein Teezubereitungen sind für eine Therapie nicht geeignet. Sie sind nicht stark genug und schwer zu dosieren, können allerdings ergänzend eingesetzt werden. So bereiten Sie den Tee zu: 1 bis 2 g Kraut mit 150 ml kochendem Wasser übergießen, 5 bis 10 Minuten ziehen lassen, dann abseihen. Davon langsam, schluckweise bis zu 2 Tassen täglich trinken, am besten morgens und abends.

Für eine Therapie nehmen Sie Trockenextrakte in Form von Tabletten, Dragees und Kapseln ein. Die Dosierung besprechen Sie mit Ihrem Arzt, hier nur ein paar Hinweise: Die Johanniskrautprodukte sollten jeweils 600 bis 1000 mg Gesamtextrakt enthalten, bei leichteren depressiven Verstimmungen genügen auch 300 bis 600 mg Extrakt. Die Wirkung beginnt bei 300 mg.

Frischpflanzensaft ist sehr zu empfehlen, dieses klassische Naturheilmittel enthält eine ausreichende Menge der erforderlichen Substanzen. Wenn Sie auf die Therapie ansprechen, sollten Sie den Saft mindestens 6 Monate lang trinken. Auch diese Therapie muss vom Arzt kontrolliert werden.

Es ist sinnvoll, Johanniskraut mit anderen beruhigend wirkenden Heilkräutern wie Baldrianwurzel, Hopfenzapfen und Passionsblumenkraut zu kombinieren. Angststörungen oder nervöse Unruhe werden im Rahmen der antidepressiven Gesamtwirkung mit beeinflusst.

Rosenwurz

Rosenwurz (Rhodoliae roseae radix) stammt aus den rauen und kalten Hochgebirgsregionen Skandinaviens und Sibiriens. Es zählt zu den adaptogenen Heilpflanzen, die den Körper, vor allem aber das Gehirn, vor Stress schützen. Die Inhaltsstoffe, die dies vermutlich bewirken, gehören zu den „Rosavinen“. Rosenwurz verbessert die Konzentrations- sowie Merkfähigkeit und hilft bei leichten Depressionen.

In Ländern der nördlichen Halbkugel werden seit ca. 3.000 Jahren Zubereitungen aus den Wurzeln bzw. aus dem Wurzelstock der Pflanze zur Unterstützung der geistigen Agilität verzehrt. Extrakte der Wurzel erhöhen kurzfristig die Konzentration und das Gedächtnis, indem sie die Neurotransmitter beeinflusen, langfristig wird ein Schutzeffekt auf die Nervenzellen im Gehirn ausgeübt.

In Studien wirkte Rosenwurz stresshemmend, die Testpersonen ermüdeten nicht so schnell. Es konnte auch eine Steigerung der geistigen Agilität festgestellt werden.

Dosierungsempfehlung: Um die entsprechende Wirkung zu erreichen, ist die tägliche Einnahme von 200 mg eines standardisierten Extrakts in der ersten Tageshälfte erforderlich. Erhältlich ist diese Menge in Form von Kapseln.

Kardamom

Das Gewürz gehört wie Ingwer oder Kurkuma zur Ingwerfamilie und stammt ursprünglich aus den Regenwäldern Südindiens und Sri Lankas. Sein Geschmack ähnelt dem Eukalyptus. Nicht nur, dass Kardamom verdauungsfördernd wirkt und die Leber-Galle-Tätigkeit anregt, es macht auch noch gute Laune.

In Deutschland kennt man das Gewürz hauptsächlich aus der Weihnachtszeit, da es zum Beispiel Lebkuchen und heißen Getränken wie Glühwein und Punsch zugesetzt wird. Im Orient brüht man Kaffee mit etwas Kardamompulver auf.

Konkrete Dosierungsempfehlungen gibt es für Kardamom nicht. Verwenden Sie ihn häufiger mal als Gewürz und geben Sie etwas in den Kaffee oder schwarzen Tee. Sie erhalten Kardamom als gemahlenes Pulver, aber auch in Form von Samenkapseln.

Kardamom-Ingwer-Tee

½ TL Zimt, je 1 Messerspitze Pfeffer und Ingwer, 1 Kapsel Kardamom und 2 Nelken mit 200 ml Wasser aufkochen und 15 Minuten ziehen lassen. Den Absud mit Milch genießen, eventuell etwas süßen.

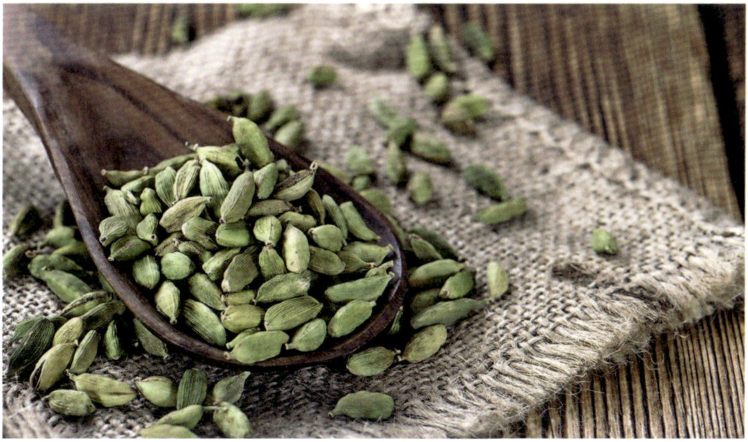

Kardamom wirkt stimmungsaufhellend.

Angst- und Panikstörungen natürlich behandeln

Leider ist es durchaus möglich, dass es im Rahmen der Schilddrüsenunterfunktion zu Angstattacken kommt, die keinen Auslöser haben. Eine solche Angst kann von den Betroffenen nicht mehr kontrolliert werden und ist rationalen Erklärungen unzugänglich. Die Symptome können motorische Unruhe, Herzrasen, Atemnot, Erstickungsgefühl, Brustschmerzen, Schwindel, Zittern etc. umfassen, die die Betroffenen als sehr bedrohlich erleben.

Werden die Angstgefühle lähmend, können Serotoninwiederaufnahmehemmer (SSRI) eine wirksame Therapie sein. Wirkungsvolle Möglichkeiten der Selbstbehandlung sind Entspannungstechniken. Pflanzliche Heilmittel eignen sich zur Therapie von leichten bis mittelschweren Angstzuständen, durch sie werden nicht nur die Angst, sondern auch deren Folgezustände positiv beeinflusst. Folgen der Angstattacken können sein:

- Niedergeschlagenheit und Resignation, Merk- und Konzentrationsstörungen, vor allem bei Überforderung
- Reizbarkeit
- Beschwerden des Magen-Darm-Trakts und des Urogenitaltrakts
- Schlafstörungen und Schwindel

Die Pflanzenheilkunde kann all diese Beschwerden günstig beeinflussen. Der Vorteil der heilenden Kräuter ist, dass sie entspannend und angstlösend wirken ohne sedierend (dämpfend, beruhigend) zu sein. Ihr Nachteil ist, dass es bis zu einer Woche dauert, bis die Angst vollständig gelöst ist. Nur in Einzelfällen kann es schneller gehen.

Um eine zuverlässige Wirkung zu erzielen, sollten Sie auf standardisierte Fertigarzneimittel zurückgreifen. Ergänzend hilft ein aus entsprechenden Heilkräutern zubereiteter Tee.

Kava-Kava-Wurzelstock

Bei Angststörungen ist Kava-Kava das Mittel der Wahl. Kava-Kava-Extrakte (Piperis methystici rhizoma) haben eine angstlösende Wirkung, das heißt, sie vermindern Angst-, Spannungs- und Unruhezustände.

Wenn Sie das Medikament über einen längeren Zeitraum einnehmen, kann es zu einer Gelbfärbung der Haut kommen, die wieder verschwindet, wenn Sie das Heilkraut absetzen. Und genau das sollten Sie auch tun. Sogar bei bestimmungsgemäßem Gebrauch kann Kava-Kava angeblich die Sehleistung und das Konzentrationsvermögen im Straßenverkehr oder bei Bedienung von Maschinen beeinflussen.

Nehmen Sie am besten standardisierte Fertigpräparate, die mindestens 60 bis 120 mg Kavapyrone enthalten. Man kann die enthaltene Reinsubstanz Kavain auch künstlich herstellen, jedoch sind die im Wurzelstock-Auszug enthaltenen natürlichen, optisch aktiven Kavapyrone deutlich besser bioverfügbar, sie können also vom Körper besser aufgenommen werden. Empfohlen wird ein Wechsel: Nehmen Sie das Präparat 3 bis 4 Wochen lang ein, darauf folgt eine Einnahmepause von ungefähr 2 Wochen. Dann beginnen Sie von neuem. Dadurch wird die Wirkung verstärkt.

> **!** Eine Kombination von Kava-Kava mit Johanniskraut ist sinnvoll.

Es gibt viele Studien zur Wirkung und Verträglichkeit von Kava-Kava-Extrakten. Dabei wirkte Kava-Kava ab dem achten Tag der Behandlung ebenso gut wie das synthetische Präparat. Die Kava-Kava-Präparate wurden gut vertragen, es traten nur leichtere vorübergehende Nebenwirkungen auf, eine leberschädigende Wirkung wurde nicht festgestellt. Auch abhängig wird man davon nicht.

Bei Angststörungen gibt es keine Alternative in der Pflanzenheilkunde. Zudem hat in klinischen Studien ein Kava-Kava-Spezialextrakt eine Verbesserung der Informationsverarbeitung im Gehirn (mit besserer Gedächtnisleistung und Aufmerksamkeit) und des Schlafprofils bewirkt. Auch die messbaren Veränderungen des Gehirnstroms (EEG) waren besser als bei anderen Medikamenten und es hob sich die Stimmungslage, ohne dass ein ermüdender Effekt eintrat.

Bezüglich gesundheitlicher Bedenken gibt es unterschiedliche Ansichten. So wird von manchen Wissenschaftlern eine zeitlich begrenzte Einnahme von maximal 2 Monaten sowie die Bestimmung der Leberwerte vor und nach Einnahme von Kava-Kava-Präparaten empfohlen. Bei Beschwerden wie ungewöhnlicher Müdigkeit, Appetitlosigkeit oder Übelkeit, die Hinweise auf eine Leberschädigung sein können, ist das Kava-Kava-Präparat sofort abzusetzen. Dies soll jedoch die absolute Ausnahme sein.

Johanniskraut

Mit Johanniskraut können Angstzustände in Verbindung mit depressiven Zuständen behandelt werden. Auf Seite 124 wurde Johanniskraut ausführlich beschrieben.

Bei Angst- oder Panikstörungen ist eine mittlere Tagesdosis von 2 bis 4 g Heilkraut bzw. alkoholisch-wässrigem Extrakt mit 0,2 bis 1 mg Gesamthypericin und ausreichenden Mengen an Hyperforin, Flavonoiden und Xanthonen erforderlich. Sinnvoll ist auch eine Kombination mit anderen pflanzlichen Wirkstoffen wie Baldrianwurzel, Hopfenzapfen und Passionsblumenkraut.

Bei einer Studie an 100 Betroffenen mit mittelschweren Angstzuständen war das pflanzliche Präparat dem synthetischen Arzneimittel überlegen.

L-Theanin in grünem Tee

L-Theanin ist einer der am häufigsten vorkommenden Eiweißbausteine im japanischen grünen Tee bzw. in den Blättern des Teestrauches (Camellia sinensis). Es ist der Gegenspieler von Koffein und hat entsprechend beruhigende Wirkung. Auch einen angstlösenden Effekt schreibt man ihm zu.

Theanin kann die Blut-Hirn-Schranke passieren und beeinflusst die Neurotransmitter-Konzentrationen im zentralen Nervensystem – wie, das weiß man allerdings noch nicht.

Da grüner Tee sehr gesund ist, kann man versuchen, die Angstgefühle einer Schilddrüsenunterunktion damit in den Griff zu bekommen und gleichzeitig etwas für seine Gesundheit tun.

Grüner Tee ist sehr gesund, wirkt beruhigend und kann sogar bei Angstgefühlen helfen.

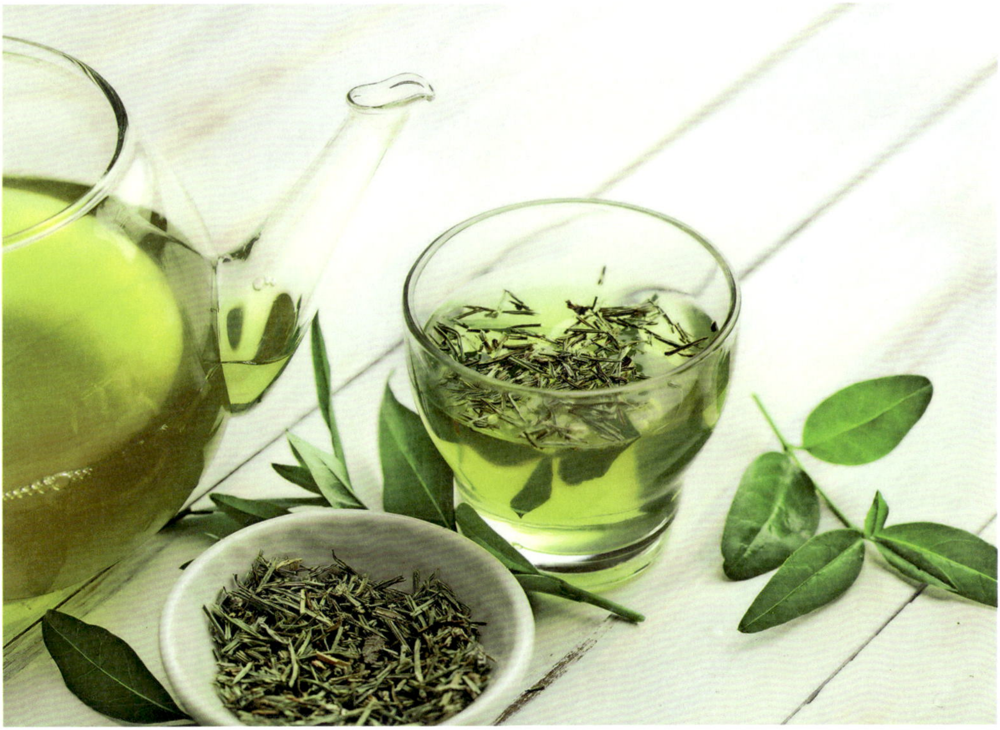

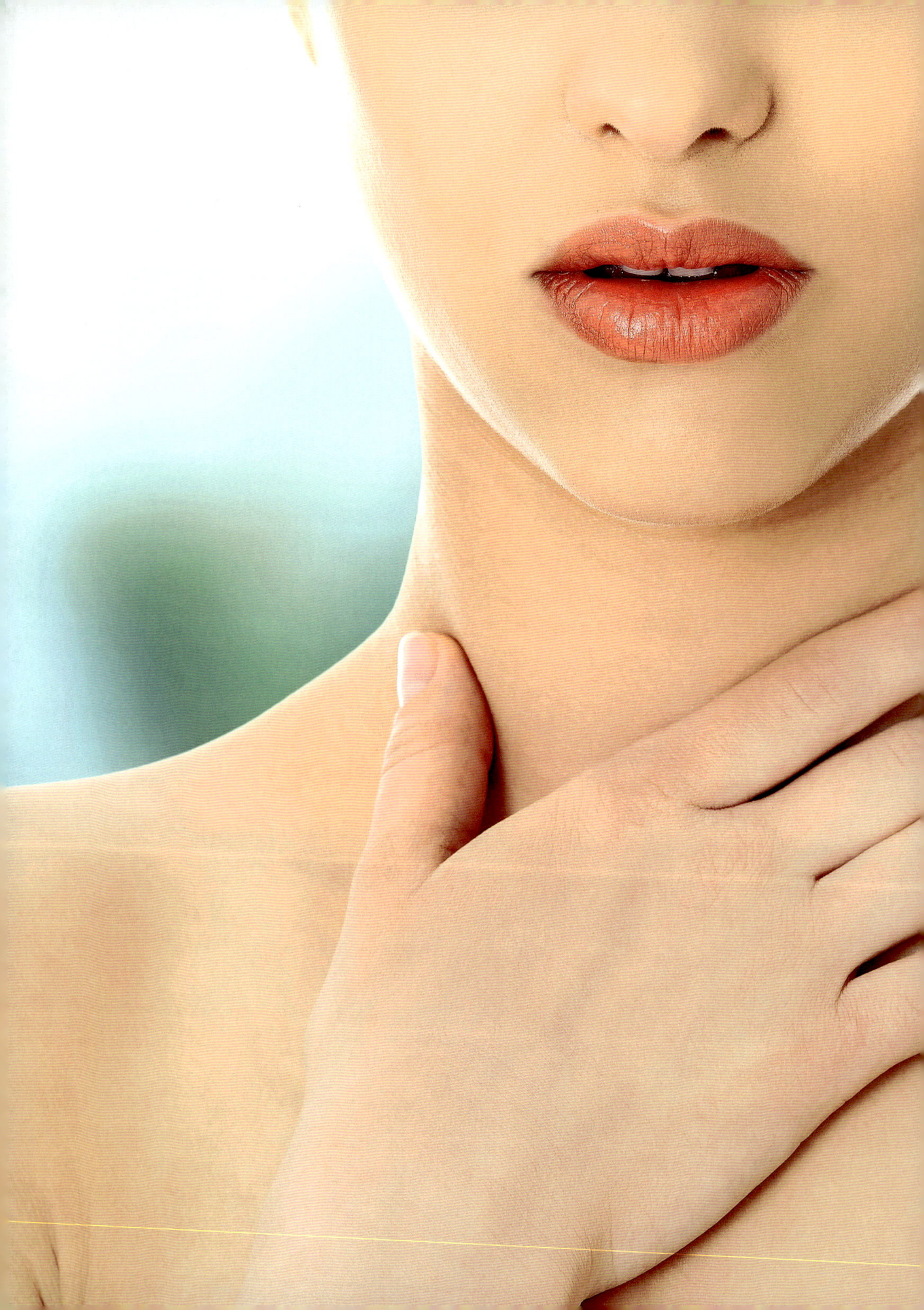

SCHILDDRÜSEN-UNTERFUNKTION NATÜRLICH BEHANDELN

Eine Schilddrüsenunterfunktion kann normalerweise erfolgreich mit Hormonen behandelt werden. Doch gerade bei einer leichten Unterfunktion mit nicht zu starken Beschwerden gibt es einige alternative Heilmethoden. Sie wurden teilweise in Studien erprobt und haben sich als wirksam erwiesen. Trotzdem müssen Sie sich mit Ihrem Arzt besprechen, wenn Sie eine der hier beschriebenen Behandlungsmethoden ausprobieren möchten.

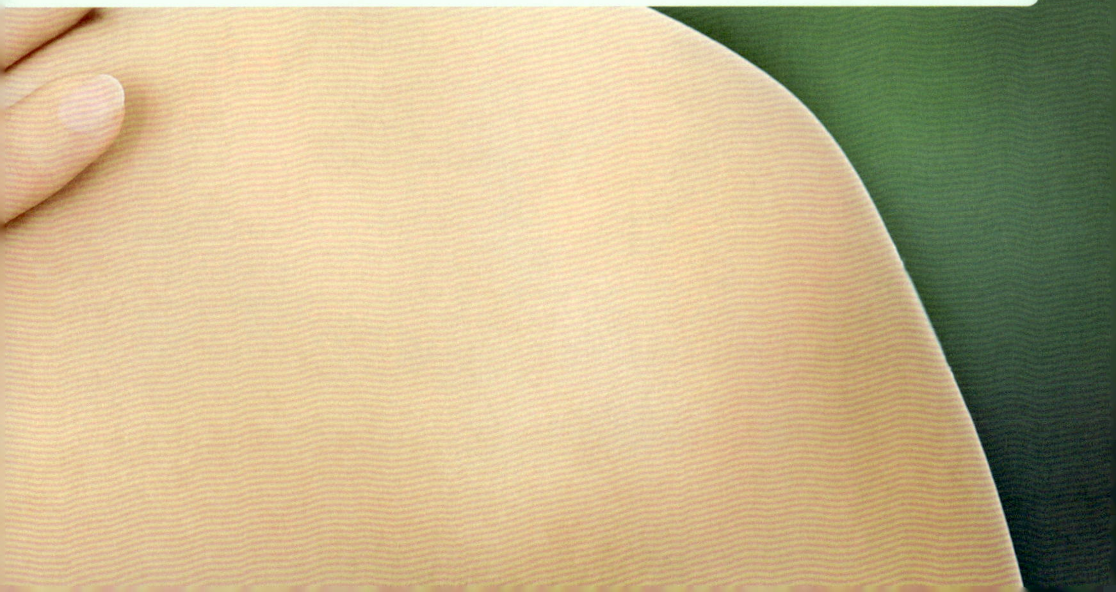

Gemmotherapie – Immunsystem in Balance

!

„Gemma" ist lateinisch und bedeutet „Knospe".

Bei der Gemmotherapie werden Heilmittel aus frischen Pflanzenteilen wie Knospen, jungen Triebsprossen und Wurzelspitzen verwendet. In diesem sogenannten Embryonalgewebe sollen die Lebens- und Wachstumskräfte einer Pflanze am höchsten sein. Die Therapie mit diesem Pflanzengewebe soll helfen, indem sie die Vitalisierungs- und Regenerationskräfte unterstützt.

Die Knospenkräfte entdeckte der belgische Arzt Dr. Henry Pol, seine Therapie wird seit rund 50 Jahren in Frankreich eingesetzt. Sie hat sogar Eingang in die „Pharmacopee Française", das französische Arzneibuch, gefunden. In Frankreich ist die Gemmotherapie recht bekannt und die Knospenmittel werden oft verwendet. Bei uns in Deutschland ist diese Therapie kaum verbreitet. Es gibt inzwischen jedoch einige Bücher darüber.

Um die Gemmotherapie bei anderen anwenden zu dürfen, benötigt man eine Ausbildung. Dennoch sind alle Knospenmittel auch zur Selbstanwendung sehr gut geeignet, vor allem können sie sehr gut begleitend zu anderen therapeutischen Maßnahmen eingesetzt werden.

Die Mittel können Sie über Apotheken beziehen. Sie werden hergestellt, indem frische Pflanzenknospen, Triebsprossen und Wurzelspitzen in Glyzerin zerkleinert und darin einige Zeit eingeweicht werden. Anschließend wird ein Auszug der pflanzlichen Inhaltsstoffe hergestellt und die Flüssigkeit mit den gewonnenen Inhaltsstoffen abgetrennt.

Die Knospenmittel können bei verschiedenen Beschwerden eingesetzt werden, von Allergien und Hautbeschwerden über Erkältungen und Diabetes bis hin zu Magenbeschwerden und Übergewicht – und natürlich bei einer Fehlfunktion der Schilddrüse. So empfiehlt der Heilpraktiker und Gesundheitspädagoge René Gräber die Knospen der Moorbirke als Naturheilmittel bei

Schilddrüsenunterfunktion. Die Moorbirke balanciert ein aus dem Gleichgewicht geratenes Immunprogramm aus, wirkt antidepressiv und hilft bei Müdigkeit und Abgeschlagenheit.

Neuraltherapie – Störfelder erkennen

Mit der Neuraltherapie sucht man nach möglichen Störfeldern im Körper. Die neuraltherapeutische Injektion an den Schilddrüsenpolen zeigt bei Schilddrüsenunterfunktion oft eine gute Wirkung.

Bei der Neuraltherapie werden örtlich wirksame Betäubungsmittel gespritzt, um Störfelder im Körper zu suchen, Erkrankungen aufzuspüren, Schmerzen zu lindern und Krankheiten zu heilen. Entdeckt wurde die Methode infolge eines ärztlichen Kunstfehlers: Der Arzt Ferdinand Huneke (1891–1966) spritzte seiner von Migräne geplagten Schwester ein Betäubungsmittel versehentlich in eine Vene statt in einen Muskel. Zur Überraschung des Arztes verschwanden daraufhin die Kopfschmerzen in Sekundenschnelle! Der Arzt führte die Wirkung nicht allein auf das Betäubungsmittel zurück, sondern auf eine Wirkung der Substanz auf das vegetative Nervensystem.

Ein anderes Mal spritzte Huneke einer Patientin Betäubungsmittel rund um eine Unterschenkelwunde. Daraufhin verschwand der Schmerz an der Schulter der gegenüberliegenden Körperhälfte. Der Arzt nannte dies „Sekundenphänomen“. Damit wurde die neue Therapieform begründet, in deren Rahmen man Beschwerden durch Injektionen in einer Körperregion behandelt, die von der eigentlichen Erkrankung entfernt liegt.

Ein Teil der Effekte ist in die Schulmedizin eingegangen – zur Schmerzbehandlung. Dort bezeichnet man sie als „therapeutische Lokalanästhesie“, „Infiltrationstherapie“ oder auch als

„Neuraltherapie". Auf der Webseite des Dachverbands www.neuraltherapie-online.de erhalten Sie weitere Informationen und können nach Therapeuten suchen.

Die Schilddrüse und der Umweltschutz
Eine Verschmutzung der Umwelt fällt immer auf uns selbst zurück. So scheint die Schilddrüse geradezu ein Speicher für Schadstoffe wie Schwermetalle, Schädlingsbekämpfungsmittel (Pestizide, Herbizide) etc. zu sein. Das heißt: wenn man Probleme mit der Schilddrüse hat, sollte man sich mit Bio-Lebensmitteln ernähren, um die Drüse nicht auch noch mit Agrargiften zu belasten.

Magnetfeldtherapie – besser abnehmen

Viele übergewichtige Menschen leiden an einer Unterfunktion der Schilddrüse. Da liegt es nahe zu denken, dass man abnimmt, wenn die Schilddrüse wieder normal funktioniert und der Stoffwechsel wieder so läuft, wie er soll. Hier kommt die Magnetfeldtherapie ins Spiel. Bei dieser Behandlungsmethode werden Patienten einem Magnetfeld ausgesetzt, das die Körperzellen beeinflusst. Durch Anregung der Zellfunktion arbeiten die Zellen besser und der Stoffwechsel wird angeregt.

Also hat man untersucht, ob man mit der Magnetfeldtherapie die Schilddrüse stimulieren und dadurch – ohne Sport und Verzicht – abnehmen kann. Dazu wurde die Schilddrüse von Versuchsteilnehmern täglich mit pulsierenden elektromagnetischen Feldern stimuliert. Die Studie dauerte vom 1. Oktober 2012 bis zum 31. Januar 2013, beteiligt waren 33 gesunde, übergewichtige Patienten im Alter zwischen 25 und 65 Jahren mit unauffälliger Schilddrüse. Es wurde das Magnetfeldtherapiegerät „Thyreogym" verwendet, das wie eine Manschette um den Hals gelegt wird und ein Magnetfeld mit konstanter Frequenz erzeugt. Die Versuchsteilnehmer sollten für die Dauer des Untersuchungszeitraums ihre Lebens- und Essgewohnheiten beibehalten.

Man ließ die Teilnehmer das Therapiegerät täglich 30 Minuten umbinden und in der Tat nahmen sie ab! Allerdings nicht besonders viel: Nach acht Wochen waren es im Durchschnitt 2 Kilogramm, während die Vergleichsgruppe, die ein Placebo-Gerät einsetzte, im Mittel sogar 0,9 Kilogramm zunahm. Auch das Körperfett nahm bei der Thyreogym-Gruppe um 1,5 Kilogramm ab. Tatsächlich reagiert die Schilddrüse bereits auf niederfrequente elektromagnetische Felder sehr empfindlich.

Andere Studien haben gezeigt, dass auch eine längerfristige Exposition gegenüber magnetischen Feldern keinen Einfluss auf die hormonabgebenden Funktionen der Schilddrüse hat und das Risiko von Schilddrüsenerkrankungen nicht erhöht ist.

Bereits 2009 wurde im Rahmen einer Untersuchung an 13 übergewichtigen Patienten mit geringfügig ausgeprägter Schilddrüsenunterfunktion Thyreogym einmal täglich über einen Zeitraum von vier Wochen angewendet. Es konnte eine deutliche Veränderung der TSH-, fT3- und fT4-Konzentrationen beobachtet werden, die für eine Aktivierung der Schilddrüse charakteristisch sind.

Offensichtlich bewirkt die Anwendung des Thyreogyms eine sanfte, moderate Aktivierung der Schilddrüse. Ein großer Vorteil dabei: Es gibt keine Nebenwirkungen wie bei einer medikamentösen Schilddrüsenaktivierung. Bei einer leichten Schilddrüsenunterfunktion scheint daher der Einsatz von elektromagnetischen Feldern eine gute Alternative zur medikamentösen Behandlung zu sein – mit der positiven Nebenwirkung einer Gewichtsabnahme.

ANHANG

Hilfreiche Adressen

Schilddrüsen-Liga Deutschland e. V.
Geschäftsstelle Ev. Krankenhaus
Bad Godesberg
Waldstraße 73
53117 Bonn
Tel.: 0228 3869060
www.schilddruesenliga.de
Dachverband der Selbsthilfegruppen für Schilddrüsenkranke und deren Angehörige. Dort finden Sie Info-Broschüren, Erfahrungsberichte anderer Betroffener und eine Selbsthilfegruppe in Ihrer Nähe.

Schilddrüsenbundesverband „Die Schmetterlinge" e. V.
Postfach 100811
45008 Essen
Tel.: 0201 3328272
www.sd-bv.de
Selbsthilfeorganisation für Kinder und Erwachsene mit Schilddrüsenerkrankungen. Dort können Sie eine Beratung per Telefon oder E-Mail erhalten sowie ein Diskussionsforum finden. Sie können dort kostenfreies Informationsmaterial bekommen sowie Empfehlungen für Ärzte und Kliniken.

Österreichisches Schilddrüsenforum
www.schilddruesenforum.at

Verein Schilddrüsengruppe Schweiz
Kreuzbergstrasse 10
8362 Balterswil TG
www.schilddruesen.ch

Hashimoto-Thyreoiditis- und Morbus-Basedow-Forum
www.ht-mb.de

Kleines Lexikon der Fachbegriffe

Aminosäuren Eiweißbausteine. Eine Aminogruppe in einer Verbindung entsteht, wenn ein Stickstoffatom eingefügt wird. Davon haben die Aminosäuren ihren Namen. Es gibt 21 Stück davon und sie werden unter anderem für die Herstellung von Eiweiß und Neurotransmittern verwendet. Sind viele Aminosäuren aneinander gebunden, so bilden sie ein Eiweißmolekül (Protein). Fehlt eine Aminosäure, um ein bestimmtes Eiweiß zu bilden, so kann dieses erst dann hergestellt werden, wenn die jeweilige Säure vom Körper nachgebildet oder mit der Nahrung zugeführt wird. Viele dieser stickstoffhaltigen Säuren kann der Körper selber herstellen. Acht davon muss er jedoch mit der Nahrung zuführen, da er sie nicht selber von alleine herstellen kann. Man nennt diese dann essentiell.

Enzyme Eiweißverbindungen, die dafür sorgen, dass die zahlreichen biochemischen Prozesse in Lebewesen in die für den jeweiligen Organismus vorteilhafte Richtung laufen.

fT3 Freie, nicht an Eiweiß gebundene Form des Hormons Trijodthyronin in der Blutflüssigkeit (Serum).

fT4 Freie, nicht an Eiweiß gebundene Form des Hormons Thyroxin im Serum.

Radiojodtherapie Die Radiojodtherapie setzt man bei vergrößerter Schilddrüse, „heißen“ Knoten, einem Rückfall bei der Basedowschen Krankheit oder dem Schilddrüsenkrebs ein. Jod 131 ist eine radioaktive Form des Jods, die vom Körper auf dieselbe Art und Weise aufgenommen wird, wie das natürliche Nahrungsjod. Die radioaktive Substanz wird bevorzugt von den Zellen aufgenommen, die übermäßig Schilddrüsenhormone produzieren und diese Zellen werden durch die Strahlung des radioaktiven Jods zerstört. Gesundes Gewebe wird in der Regel nicht angegriffen. Die Behandlung kann nur in speziellen Abteilungen von Krankenhäusern durchgeführt werden und ist während einer (geplanten) Schwangerschaft tabu.

Rezeptor Region, die sich an oder innerhalb einer Zelle befindet und die als „Empfangsstelle“ für Botenstoffe oder Eiweißkörper funktioniert, zum Beispiel der TSH-Rezeptor. Ein derartiger Rezeptor vermittelt die Wirkung von Hormonen in die Zelle hinein.

Register

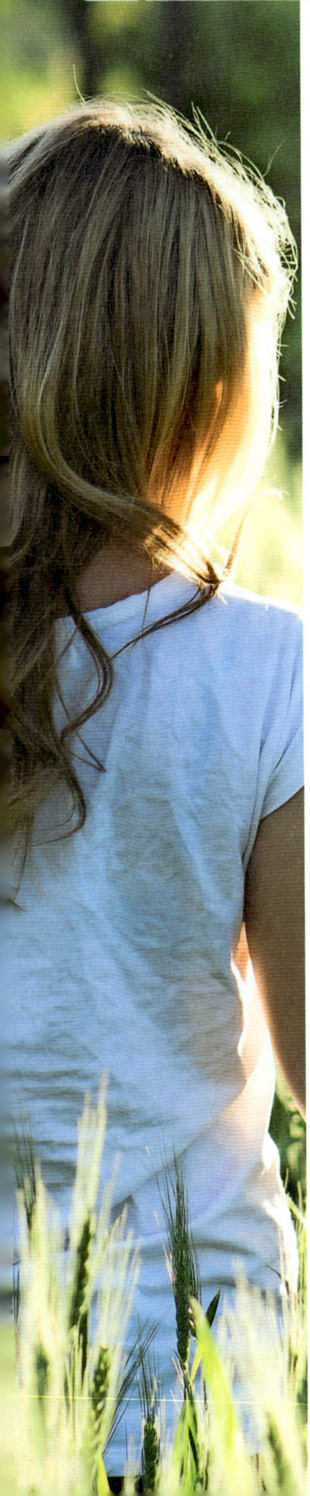

Bibliografische Information der Deutschen Nationalbibliothek
Die Deutsche Nationalbibliothek verzeichnet diese Publikation in der deutschen Nationalbibliografie; detaillierte bibliografische Daten sind im Internet über http://dnb.ddb.de/ abrufbar.

ISBN 978-3-89993-887-6 (Print)
ISBN 978-3-8426-8757-8 (PDF)
ISBN 978-3-8426-8758-5 (EPUB)

Fotos:
Titelfoto: naka – Fotolia.com
Fotolia.com: unpict: 2, 5; YakobchukOlena: 8; art4stock: 10; Jeanette Dietl: 18; BillionPhotos.com: 26; peshkova: 36; Anna_ok: 41; Diana Taliun: 43; mariashumova: 47; KPS: 53; Alessio Orrù: 55; B. and E. Dudziński: 57; tunedin: 59; photocrew: 60/ 61; BillionPhotos.com: 63; Dar1930: 67; aneta_gu: 71; ?: 73; kassiya: 75; Alliance: 79; Diana Taliun: 84; photocrew: 89; Barbara Pheby: 95; Sergey Nivens: 98; Printemps: 100; WavebreakMediaMicro: 102/103; liveostockimages: 112; Printemps: 115; PhotoSG: 119; Elena Blokhina: 120; Diana Taliun: 121; cook_inspire: 123; Heike Rau: 125; HandmadePictures: 129; KMNPhoto: 133; Piotr Marcinski: 134/135; laszlolorik: 144

Hans-Böckler-Allee 7, 30173 Hannover
www.schluetersche.de

Eine Liste der verwendeten Literatur kann beim Verlag angefordert werden.

Lektorat: Annette Gillich-Beltz, Essen
Layout: Groothuis, Lohfert, Consorten, Hamburg
Covergestaltung: Kerker + Baum Büro für Gestaltung, Hannover
Satz: Die Feder, Konzeption vor dem Druck GmbH, Wetzlar
Druck und Bindung: Gutenberg Beuys Feindruckerei GmbH, Langenhagen